AF726655

Test of Playfulness (ToP)

Test zur Spielfähigkeit

Geva Skard
Anita C. Bundy

Deutsche Übersetzung:
Barbara und Jürgen Dehnhardt

herausgegeben von

Ulrike Marotzki | Christiane Mentrup | Peter Weber

gefördert durch

DEUTSCHER VERBAND DER
ERGOTHERAPEUTEN E.V.

Die Übersetzer

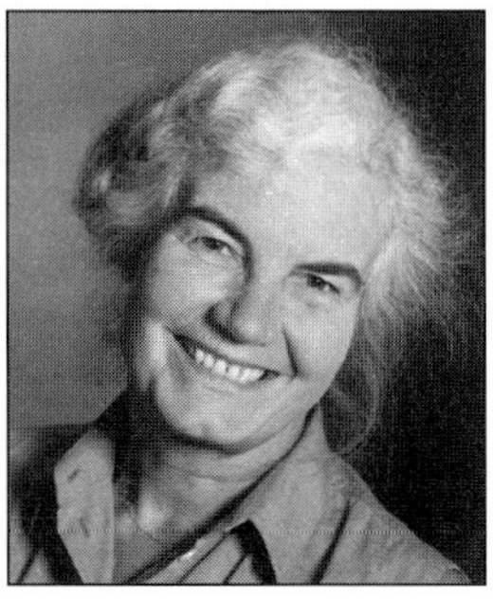

Barbara Dehnhardt, Ergotherapeutin, 1980-1999 Ausbildungsleiterin an der Ergotherapieschule am Annastift Hannover. Von 1986 bis 1996 Delegierte des DVE zum Weltverband der Ergotherapeuten

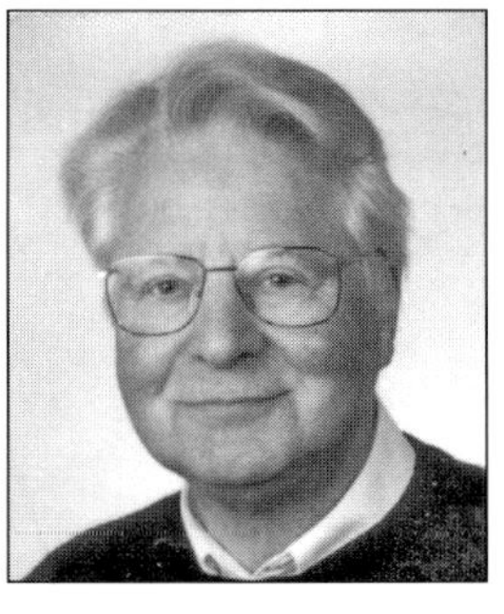

Jürgen Dehnhardt, Mathematiker, bis 1999 an der Universität Hannover tätig. Seit Mitte der 1990er-Jahre übersetzt er zusammen mit seiner Frau ergotherapeutische Fachliteratur

Test of Playfulness (ToP)

Test zur Spielfähigkeit

Geva Skard
Anita C. Bundy

Deutsche Übersetzung:
Barbara und Jürgen Dehnhardt

Das Gesundheitsforum

Schulz-Kirchner Verlag

Bibliografische Information der Deutschen Nationalbibliothek
Die Deutsche Nationalbibliothek verzeichnet diese Publikation in der Deutschen Nationalbibliografie; detaillierte bibliografische Daten sind im Internet über http://dnb.d-nb.de abrufbar.

© Titel der Originalausgabe: Test of Playfulness,
in: Play in Occupational Therapy for Children 2/E, Kapitel 4.
ISBN 9780323029544, Parham, 2008, Elsevier
Übersetzung erfolgte auf eigene Gewähr mit freundlicher Genehmigung des Elsevier Verlags.

1. Auflage 2011
ISBN 978-3-8248-0870-0

Mollweg 2, D-65510 Idstein
Vertretungsberechtigter Geschäftsführer: Dr. Ullrich Schulz-Kirchner
Fachlektorat: Reinhild Ferber
Lektorat: Doris Zimmermann
Layout: Susanne Koch
Titelfotos: Archiv Deutscher Verband der Ergotherapeuten e.V.
Druck und Bindung: Elektra GmbH, Frankfurter Str. 24, D-65527 Niedernhausen
Printed in Germany

Inhalt

Vorwort der Herausgeber

Die Assessmentreihe der EDITION VITA ACTIVA steht ergotherapeutischen Erhebungsinstrumenten offen, die den Anspruch haben, einen systematischen Entwicklungs-, Erprobungs- und Validierungsprozess zu durchlaufen und sich der Fachkritik zu stellen. In dieser Reihe erscheinen erstens Assessments aus dem englischsprachigen Bereich. Zweitens werden in diese Reihe auch deutschsprachige Erhebungsinstrumente aufgenommen, die den oben genannten Ansprüchen entsprechen.

Englischsprachige Assessments stoßen auf eine große Resonanz in der deutschen Ergotherapie, da sie aus einer klientenzentrierten Perspektive einen besonderen Bezug zu den Alltagsbetätigungen der Klienten herstellen und damit die Relevanz des ergotherapeutischen Ansatzes für Therapie und Rehabilitation besonders deutlich machen. Mit den englischsprachigen Assessments verbindet sich die besondere Herausforderung der kultursensiblen Übersetzung und der terminologischen Festlegung. Individuelle Ansprache und Alltagsbezug sind hochgradig in kulturelle Zusammenhänge eingebettet (Su & Parham, 2002). Hier die Bedeutungen adäquat zu übertragen, erfordert einen systematischen Prozess allmählicher Annäherung zwischen Ausgangs- und Zielkontext, der nicht allein von einer Person geleistet werden kann. Aus diesem Grunde wird die Übersetzung englischsprachiger Assessments in der EDITION VITA ACTIVA einer systematischen Überprüfung unterzogen.
Deutschsprachige Assessments bzw. Erhebungsinstrumente, die in VITA ACTIVA aufgenommen werden, integrieren ergotherapeutisches und interdisziplinäres Wissen, welches die jeweiligen Fachbereiche fundiert. Zudem repräsentieren sie häufig bewährte Arbeitsweisen und Prozessschritte aus der ergotherapeutischen Befunderhebung, z. B. Anamnese- und Reflexionsgespräche, Selbst- und Fremdbeobachtungen. Aufgenommene Neuentwicklungen sind von der klientenzentrierten Vorgehensweise und dem Anspruch, der Mehrdimensionalität des ergotherapeutischen Gegenstandes gerecht zu werden, motiviert.
Die in den Handbüchern beschriebenen systematischen Entwicklungsschritte und Studien verdeutlichen, dass es sich um Instrumente handelt, die das Versuch-und-Irrtum-Stadium hinter sich gelassen haben. VITA ACTIVA repräsentiert mit den in ihr erscheinenden Assessments und Befunderhebungsinstrumenten einen bestimmten Entwicklungsschritt im Professionalisierungsprozess ergotherapeutischer Praxis: die Einsicht in die Notwendigkeit terminologischer Standardisierung und sinngemäßer Überprüfung von Erhebungsinstrumenten und des kritischen Umgangs damit. Hiermit wird ein wichtiger Beitrag zur Qualitätssicherung ergotherapeutischer Maßnahmen erbracht. Nachfolgend werden Validierungsstudien der in dieser Reihe erschienenen Instrumente erforderlich sein. Erst gut validierte Instrumente, von denen es bisher noch zu wenige gibt, werden dazu beitragen, dass auch die deutschsprachige Ergotherapie bspw. im Rahmen größerer Forschungsprojekte ihren genuinen Beitrag zu Therapie-, Rehabilitations- und Präventionserfolgen evident nachweisen kann

Die Herausgeber
Ulrike Marotzki, Christiane Mentrup, Peter Weber

Literatur:

Su, C.-T. & Parham, L. D. (2002). Case Report - Generating a valid questionnaire translation for cross-cultural use. American Journal of Occupational Therapy, 56, 581-585.

Anmerkungen zur Übersetzung

Der ‚Test of Playfulness (ToP)' und der ‚Test of Environmental Supportiveness (TOES)' wurden von Geva Skard, Anita C. Bundy und anderen entwickelt, in einigen Versuchsreihen erprobt und dabei mehrfach überarbeitet. Der vorliegenden deutschen Fassung liegt die von Parham 2008 herausgegebene Version des 4. Kapitels des Buches ‚Play in Occupational Therapy for Children' zugrunde.

Für eine eigenständige Broschüre mussten kleine Änderungen in Format und Layout vorgenommen werden. Kinderfotos im Original, die aus Gründen des Urheberrechts nicht übernommen werden konnten, wurden durch inhaltlich ähnliche eigene Fotos ersetzt, und es wurde zur leichteren Übersicht ein Inhaltsverzeichnis hinzugefügt.

Aus früheren Versionen des Tests konnten mit freundlicher Genehmigung der Autorinnen und des Verlages einige kleinere Ergänzungen übernommen werden, sie sind im Text jeweils besonders gekennzeichnet. Protokollbögen und Schlüsselbögen in den gegebenen Fallbeispielen stammen aus älteren Fassungen des Tests, sie stimmen daher nicht genau mit der aktuellen Version überein.

Im Interesse der leichteren Lesbarkeit wurde bei allgemeinen Personenbezeichnungen (z. B. Therapeut, Klient) durchgehend die männliche Form verwendet, gemeint sind dabei aber immer Frauen wie Männer.

Barbara und Jürgen Dehnhardt

Test zur Spielfähigkeit

Schlüsselbegriffe:

Spielfähigkeit
Spielfreude
Intrinsische Motivation
Interne Steuerung
Ausblenden der Realität
Rahmengebung
Umwelt
Unterstützung durch die Umwelt
Test zur Spielfähigkeit (ToP)
Test zur Unterstützung durch die Umwelt (TOES)

Die Hauptbetätigung von Kindern ist Spielen. Deshalb ist es für Ergotherapeuten, die mit Kindern arbeiten, eine wesentliche Aufgabe, das Spielen zu untersuchen und zu fördern. Über das Spiel ist schon viel geschrieben worden, und die meisten Menschen wissen intuitiv, was Spielen ist, wie Studien belegen (Smith, Takhvar, Gore & Vollstedt, 1985). Dennoch bleibt Spiel ein schwer fassbares Konzept, um dessen Definition man sich seit Jahrzehnten bemüht (Berlyne, 1966; Rubin, Fein & Vandenberg, 1983). Hier soll ein Modell zur Beobachtung und Untersuchung von Spielfähigkeit vorgestellt werden. Spielfähigkeit ist schlicht als ‚Disposition zu spielen' definiert worden (Barnett, 1991). Man kann in ihr auch die Art und Weise sehen, wie ein Kind das Spielen (oder andere Aufgaben) angeht. Spielfähigkeit ist nur **ein** Aspekt des Spiels. Zur Gesamtheit des Spiels gehören auch Spielaktivitäten und die Fertigkeiten, die ein Kind beim Spielen einsetzt, um nur zwei weitere Aspekte zu nennen. Die hohe Korrelation von Spielfähigkeit zu Anpassungsfähigkeit und Bewältigung (Hess & Bundy, 2003; Saunders, Sayle & Goodale, 1999) legt nahe, dass Spielfähigkeit der wichtigste Aspekt des Spiels ist.

Das Modell zur systematischen Untersuchung der Spielfähigkeit und der Unterstützung durch die Umwelt, in der das Spielen stattfindet, ist in zwei Instrumente unterteilt: den ‚Test of Playfulness' (ToP) – Test zur Spielfähigkeit – (Bundy, Nelson, Metzger & Bingaman, 2001) und den ‚Test of Environmental Supportiveness' (TOES) – Test zur Unterstützung durch die Umwelt – (Bronson & Bundy, 2001). Die Anwendung der Tests wird an zwei Fallbeispielen erläutert.

ToP: Modell der Spielfähigkeit

Das Modell, das wir vorstellen möchten, stützt sich auf die einhellige Auffassung in der Literatur, dass Spielfähigkeit durch das Vorhandensein der drei Elemente: intrinsische Motivation, interne Steuerung und die Freiheit zum Ausblenden der Realität bestimmt wird (Bundy, 1991, 1993; Kooij, 1989; Kooij & Vrijhof, 1987; Morrison, Bundy & Fisher, 1991; Neumann, 1971).

Die Elemente der Spielfähigkeit

Spiel ist **intrinsisch motiviert.** Spieler machen sich ans Spielen, einfach weil sie es wollen – aus keinem anderen Grund. Das Tun (der Prozess) ist wichtiger als das Ergebnis (das Produkt) (Rubin, Fein & Vandenberg, 1983) (Abb. 1). Zum Beispiel besteht der vorrangige Grund des Spiels nicht darin, bei einem Spiel zu gewinnen, obwohl Gewinnen Spaß macht. Die Tatsache, dass man nicht weiß, wer gewinnen wird, erhöht die Motivation zu spielen; wenn dagegen der Gewinner von vornherein feststeht, macht das weniger Spaß. Aus diesem Grund kann bei Tennis oder Golf den besonders guten Spielern ein „Handicap" zugewiesen werden. Wenn Glück eine große Rolle spielt (z. B. bei Kartenspielen), brechen die Spieler meist ab und fangen neu an, sobald der Gewinner feststeht (Caillois, 1979). Die Quellen der Motivation, die Gründe, die jemanden für eine Aktivität intrinsisch motivieren, sind sehr unterschiedlich; wir bezeichnen sie als persönliche Motivation. Manche Kinder sind besonders für Aktivitäten motiviert, die soziale Interaktion beinhalten, andere suchen eher Spannung oder das Meistern von Schwierigkeiten.

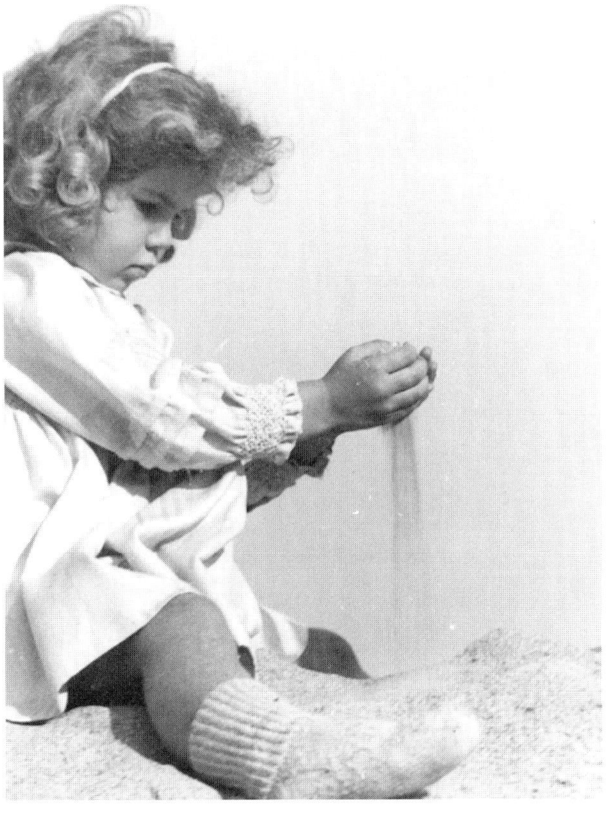

Abb. 1: Ins Spiel vertieft: „Nicht das Ergebnis zählt, sondern das Tun."

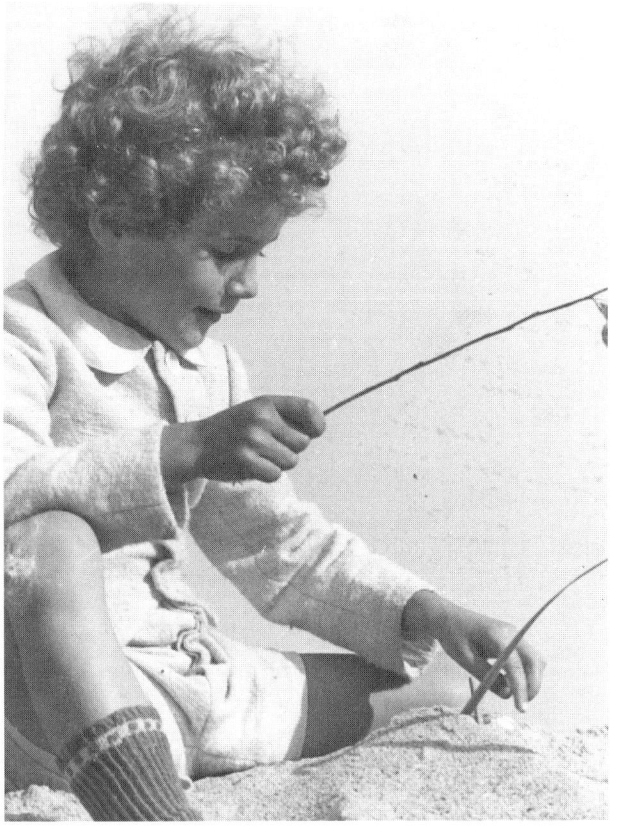

Abb. 2: Fantasie: „Ich weiß, was diese Stöcke bedeuten."

Interne Steuerung bedeutet, dass die Spieler im Wesentlichen ihre Aktionen und zumindest einige Aspekte des Aktionsergebnisses selbst bestimmen (Abb. 2 und 4). Die Spieler entscheiden, mit wem sie spielen, was sie spielen und wie und wann das Spiel zu Ende sein soll. Wenn jemand ein neues Spiel ausprobiert, könnte er sagen: „Ich spiele damit, um zu sehen, was passiert". Spiele mit Regeln – für viele Spiele typisch – scheinen außerhalb dieser Definition von Spiel zu stehen; Regeln besagen, dass es eine bestimmte Art gibt, wie das Spiel gespielt werden soll. Dennoch – Regeln können verändert werden, damit sie zum Stil und zum Bedarf der Spieler passen. Scrabblespieler könnten entscheiden, dass man Wörter im Lexikon nachsehen darf. Und wenn auch ein Spiel nie zu viele Regeln haben sollte, geht es doch auch nicht ganz ohne. Sonst wüssten die Spieler nicht, was sie zu tun haben, und hätten nicht das Gefühl, die Sache zu steuern. Selbst „so zu tun als ob", was eine reine Fantasiereise zu sein scheint, hat doch auch Regeln. Wenn z. B. zwei 9-jährige Mädchen ihre Puppen zum Abschlussball gehen lassen wollen, müssen sie die „Regeln" dafür aushandeln, oft mehrmals.

Ausblenden der Realität bedeutet, dass der Mensch auswählt, wie nahe an objektiver Realität das Spiel sein soll (Abb. 3). Die Spieler können zum Beispiel so tun, als ob sie jemand anders wären oder dass ein Gegenstand etwas anderes wäre als in Wirklichkeit. Sie können so tun, als ob sie etwas anderes täten, als sie tatsächlich machen. Zum Beispiel können sie vorgeben, sich zu streiten, aber verbal und körperlich drücken sie aus „dies ist nicht so gemeint." Spieler können auch die Wirklichkeit ausblenden, indem sie die Regeln etwas ausdehnen, sich necken oder Witze erzählen. Ein Vierjähriger zum Beispiel, der vorgibt, der Lehrer zu sein, kann als besonders strenge Person auftreten, wie es nur im Spiel akzeptiert wird.

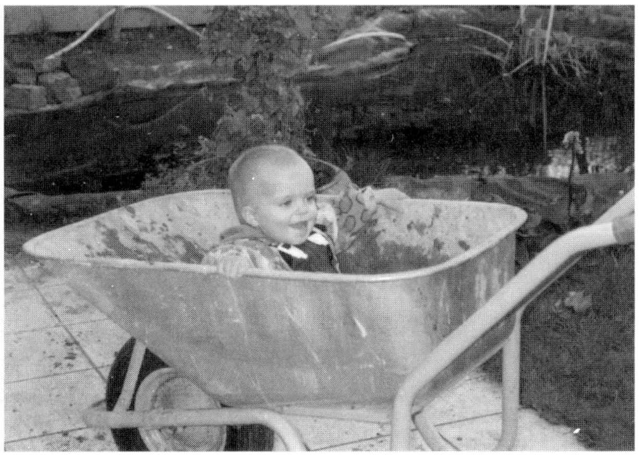

Abb. 3: **Andere Realität: „Ist dies nicht eine herrliche Wohnung?"**

Für jedes der drei Elemente (intrinsische Motivation, interne Steuerung, Freiheit zum Ausblenden der Wirklichkeit) kann man sich ein Kontinuum vorstellen, auf dem man die jeweilige Ausprägung des Elementes in einer bestimmten Situation abtragen kann. Der Beitrag aller drei Kontinua zusammen gibt den Ausschlag, er bestimmt den relativen Grad der Spielfähigkeit. Spielfähigkeit und Nicht-Spielfähigkeit stellen ebenfalls ein Kontinuum dar (Bundy, 1991, 1993; Neumann, 1971) (Abb. 5).

Es ist unwahrscheinlich – und vielleicht nicht einmal erstrebenswert –, dass eine Situation völlig intrinsisch motiviert, intern gesteuert oder frei von Zwängen der Realität ist. Dieses Modell sollte so verstanden werden, dass die Kontinua keine Skalen in einem strengen Sinne sind. Dennoch ist das Modell hilfreich, um einen Eindruck zu gewinnen, ob bestimmte Züge vorhanden sind oder fehlen, besonders wenn Therapeuten ein schnelles informelles Mittel brauchen, um eine bestimmte Situation in der Therapiesitzung zu beurteilen.

Zusätzlich zu den drei Hauptelementen beschreibt Bateson (1971, 1972) ein viertes Konzept, das wesentlich für Spiel und Spielfähigkeit zu sein scheint: die **Rahmengebung.** Bateson vergleicht den Spielrahmen mit einem Bilderrahmen, der das Bild von der Tapete abhebt. Er beschreibt Spiel als einen Rahmen, in dem die Spieler anderen Personen Signale senden, wie sie behandelt werden

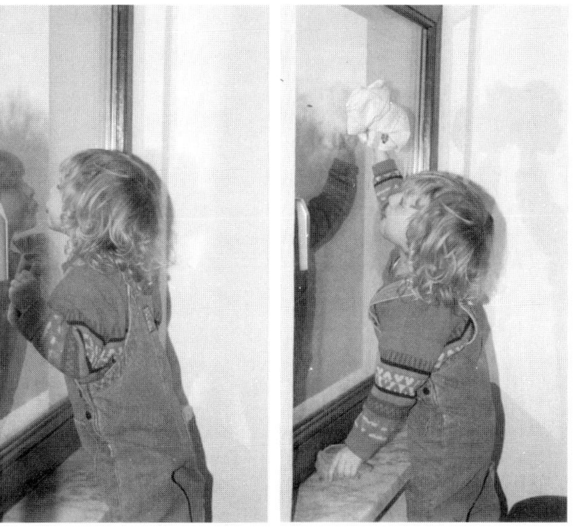

Abb. 4a, 4b: Rollenspiel: „Ich mache es wie die Großen."

möchten. Um ein guter Spieler zu sein, muss man sowohl Signale senden als auch verstehen können. Natürlich kommt die Fähigkeit, soziale Signale zu senden und zu lesen, außer im Spiel auch in vielen anderen Situationen vor. Bateson weist aber darauf hin, dass Signale im Spiel übertrieben werden und daher leichter zu verstehen sind. Außerdem bedarf es nicht notwendigerweise der Sprache, um im Spiel die Bedeutung von Signalen zu erlernen. Dadurch wird das Spiel zwischen einem Kleinkind und einem Erwachsenen zu einem hervorragenden Medium, um zu lernen, wie soziale Signale gesendet und gelesen werden.

Rahmengebung scheint schwieriger erklärbar zu sein als die anderen Elemente. Das liegt vielleicht daran, dass das Senden und Lesen von Signalen sehr von der jeweiligen Kultur abhängt; dadurch könnten diese unsichtbar sein: Erst wenn sie gestört oder nicht vorhanden sind, werden sie sichtbar. Außerdem gehört zu sozialen Signalen das affektive und kognitive Verarbeiten (Stern, 1985).

Die Elemente der Spielfähigkeit spiegeln den Beitrag des Spielers zu einer Spielsituation wider. Dessen Ausdruck wird jedoch durch die Unterstützung der Umwelt beeinflusst. Der Einfluss der Umwelt soll später ausführlich besprochen werden.

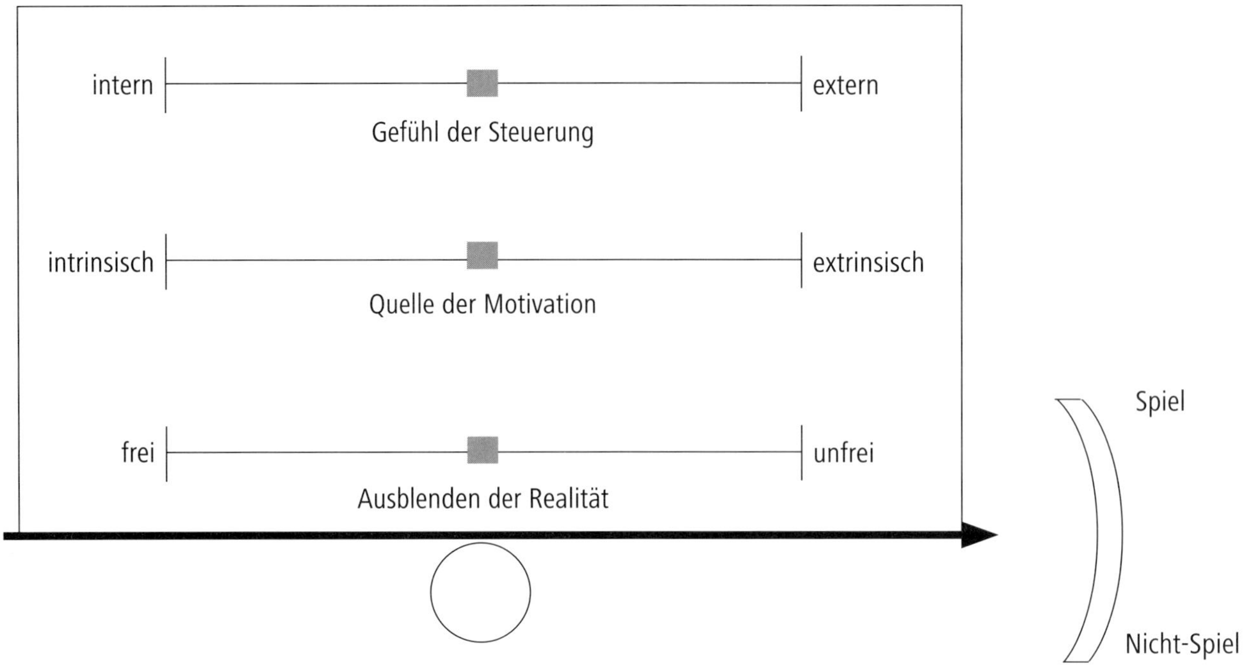

Abb. 5: Schematische Darstellung der Elemente der Spielfähigkeit

Die Elemente der Spielfähigkeit operationalisieren

Wenn das Konzept der Spielfähigkeit als Widerspiegelung des gemeinsamen Auftretens von intrinsischer Motivation, interner Steuerung, Freiheit zum Ausblenden der Realität und Rahmengebung zum formellen Bestimmen der Spielfähigkeit benutzt werden soll, muss jedes der Merkmale dabei auf einfach handhabbare oder „operationalisierte" Weise definiert werden. Wie werden Kinder handeln, die intrinsisch motiviert, intern gesteuert, frei von Zwängen der Umwelt sind oder die einen Rahmen geben und aufrechterhalten können? Diese Operationalisierung der Elemente ist ein notwendiger Schritt, um ein valides Assessment zur Untersuchung der Spielfähigkeit zu entwickeln – eines, das Therapeuten ermöglicht, wichtige Aspekte des Spiels zu erfassen und es dann regelmäßig in ihre Erhebung bei Kindern einzubeziehen. Die Operationalisierung dieser Elemente führt zur Erstellung der eigentlichen Testitems (Bundy, 1993).

Viele Züge des Spiels, die häufig in der Literatur genannt werden, können als Aspekte intrinsischer Motivation, interner Steuerung oder Ausblenden der Wirklichkeit gesehen werden. Sie können als Teil eines oder mehrerer umfassender Spielelemente angesehen werden. Sie geben Antworten auf die Fragen, wie intrinsische Motivation, interne Steuerung oder Ausblenden der Realität in einer Beobachtungssituation erkannt werden.

Intrinsische Motivation, interne Steuerung, Ausblenden der Realität und Rahmengebung schließen sich nicht gegenseitig aus. Bestimmtes Verhalten kann mehr als eines dieser Elemente widerspiegeln. So bedeutet zum Beispiel längeres Festhalten an einem Spielthema wahrscheinlich, dass der Spieler gut einen Rahmen geben kann. Es kann aber auch sein, dass sich darin die sozialen oder Interaktionsfertigkeiten des Spielers zeigen, beides sind Aspekte der internen Steuerung.

Bei der Entwicklung des ‚Test of Playfulness' wurde die Beziehung zwischen den Spielelementen untersucht. Dabei wurde die Raschanalyse (Wright & Masters, 1982; Wright & Stone, 1979) benutzt, um die Betätigungsausführung von Kindern bei verschiedenen Items zu vergleichen und so herauszufinden, welche Items für Kinder einfacher und welche schwieriger zu meistern sind. Die Spielelemente schließen sich zwar nicht gegenseitig aus, manche Items des ToP scheinen aber deutlich stärker zu einem Element zu gehören als zu den anderen. Diese Beziehungen werden im Kasten 1 dargestellt. Die Definitionen stehen in Tabelle 1.

Den Test zur Spielfähigkeit anwenden

Der ToP testet das Spiel von Kindern und Jugendlichen, die zwischen sechs Monaten und 18 Jahren alt sind und deren Spielfähigkeit Anlass zu Besorgnis gibt. Der ToP wird bewertet, nachdem freies Spiel möglichst sowohl drinnen als auch draußen beobachtet wurde. Tyler stellte 1996 fest, dass es bei Jungen und Mädchen keinen Unterschied in den Werten gibt. Der ToP kann in kulturell unterschiedlichen Gruppen eingesetzt werden: Porter und Bundy erbrachten 2000 den Nachweis für die Validität mit schwarz-amerikanischen Kindern, und Griffith (2000) und Phillips (1998) fanden heraus, dass er bei nordamerikanischen Kindern mit süd- bzw. mittelamerikanischem Hintergrund und bei Kindern in Mittelamerika valide ist.

Es gibt Nachweise, dass der ToP auch bei Jugendlichen valide und zuverlässig ist (Hess & Bundy, 2003). Mit Erwachsenen ist dieses Instrument bisher nicht untersucht worden. Das größte Hindernis zur Überprüfung der Reliabilität und Validität des ToP mit Erwachsenen besteht wohl eher in der Tendenz der Erwachsenen, befangen zu reagieren, wenn sie beim Spiel beobachtet werden, als in der Wahrscheinlichkeit, dass Spielfähigkeit sich mit dem Alter verändert, was viele vermuten (Guitard, Ferland & Dutil, 2005; Lieberman, 1977). Im Hinblick auf dieses Problem hat eine von uns (Anita C. Bundy) einen Selbstberichtsbogen des ToP für Erwachsene entwickelt, die ‚Experience of Leisure Skale' (TELS – Skala der Freizeiterfahrungen; Meakins, Bundy & Gliner, 2005). Da Befangenheit auch bei vielen Jugendlichen eine Rolle spielt, könnte TELS sich als besseres Instrument für sie herausstellen als der ToP.

Kasten 1:
Beziehung zwischen Items des ToP und den Elementen im Modell der Spielfähigkeit

Intrinsische Motivation	**Interne Steuerung**	**Ausblenden der Realität**	**Rahmengebung**
▪ engagiert sich ▪ reine Lust ▪ bleibt dabei ▪ positiver Affekt	▪ entscheidet ▪ sicher ▪ modifiziert ▪ verhandelt ▪ wechselt	▪ Übermut ▪ neckt ▪ tut so als ob ▪ albert ▪ kreative Ideen	▪ sendet Signale ▪ reagiert auf Signale

Tabelle 1: Definition der ToP-Items[1]

Engagiert sich aktiv

Bemerkungen: Andere Personen, die an der Aktivität beteiligt sind, werden nicht als Ablenkung angesehen, sondern sind Teil der Aktivität.
Wenn das Spiel gefilmt wird, kann die Kamera Teil der Aktivität werden. Ein Spieler, der sich der Kamera bewusst ist, sie jedoch nicht ins Spiel einbezieht, könnte Schwierigkeiten haben, sich zu engagieren.
Unterschiedliche Spielaktivitäten bilden ein Thema, wenn sie durch die Aktionen des Spielers deutlich verbunden werden. Beim Bewerten kann es hilfreich sein, festzulegen, wie viele „Kapitel" das Spiel hat. Das So-tun-als-ob-Spiel entwickelt sich manchmal so, dass Erwachsene es nicht verstehen.

Zeitspanne – Anteil der Zeit, die ein Spieler bei einer Aktivität dabeibleibt und nicht ziellos umherwandert, Ungezieltes macht oder einen Wutanfall kriegt.

Intensität – Grad, in dem sich ein Kind auf die Aktivität oder die Mitspieler konzentriert. Ein guter Indikator für einen hohen Grad besteht darin, dass der Spieler Ablenkung (z. B. Beobachter, Kamera) ignoriert. Kann vom bewussten Wahrnehmen des Spielers, beobachtet zu werden, bis zur höchsten Konzentration reichen, in der eine Bombe hochgehen könnte, ohne dass der Spieler es merkt.

Fertigkeit – die Fähigkeit des Spielers, bei der Sache zu bleiben oder ein Spielthema von einer Aktivität zur nächsten beizubehalten.

Gesamteindruck, während der Zeit, in der der Spieler engagiert ist:
0 = Der Spieler fixiert das Spielzeug oder die Aktion, aber spielt nicht oder Spielen ist fraglich
1 = Der Spieler ist in mehreren kurzen nicht zusammenhängenden Spielthemen engagiert
2 = Der Spieler engagiert sich in zwei nicht zusammenhängenden Spielthemen
3 = Der Spieler spielt in einem Spielthema oder in mehreren klar verbundenen Spielthemen

Entscheidet, was getan werden soll und wie

Bemerkung: Der Spieler kann sich auch entscheiden, an einer Spielidee eines anderen teilzunehmen.

Zeitspanne – Anteil der Zeit, während der der Spieler aktiv auswählt, was er tun will. Der Spieler kann auch entscheiden, das zu tun, was jemand anders macht, aber niemand zwingt ihn oder belohnt ihn für eine Aktivität.

Aktionen müssen nicht zielgerichtet sein (z. B. kann ein Spieler umhergehen, während er sich überlegt, was er als Nächstes machen will). Wenn das Spiel die Idee von jemand anders ist, muss der Spieler deutlich zu erkennen geben, dass er es selbst wählt; es muss eine echte Option geben, etwas anderes zu tun. Ein angebotenes Spielzeug einfach nur zu manipulieren, genügt nicht. Maßgeblich sind aktive Auswahl und Steuerung.

1 Anmerkung der Übersetzer: Zur Erläuterung der Bewertungsziffern (0, 1, 2, 3) siehe den ToP-Protokollbogen. In der folgenden Liste werden für einige Items zusätzliche spezielle Informationen gegeben. Ergänzungen im Kursivdruck wurden entnommen aus dem Handout eines früheren Workshops von A. Bundy (mit freundlicher Genehmigung der Autorin).

Fühlt sich sicher genug, um zu spielen

Bemerkung: Hier geht es um das Gefühl der Sicherheit für den Spieler und um sein Bemühen, sie zu erhalten. Die Anwesenheit von Spielkameraden oder Gegenständen, die für den Spieler gefährlich sein können, wird im TOES bewertet.

Zeitspanne – Anteil der Zeit, in der sich der Spieler sicher *(körperlich und emotional)* genug fühlt, um zu spielen. Wenn nötig, kann der Spieler die Umwelt verändern.

Der Spieler scheint nicht zu fürchten, dass seine Aktionen oder die von anderen gefährliche oder unerwünschte Konsequenzen haben (z. B. dass jemand das Spielzeug wegnimmt). Falls notwendig, kann der Spieler das Sicherheitsgefühl erhalten, indem er die Umwelt verändert (z. B. Unterstützung eines anderen sucht oder etwas abrückt), um weiterspielen zu können.

Überwindet Hindernisse, um mit einer Aktivität fortzufahren

Bemerkungen: Beim Bewerten fragt man sich als Erstes, ob es Hindernisse gibt, die der Spieler überwinden muss, um weiterzuspielen. Der Wert wird niedrig sein, wenn es sehr wenig Barrieren gibt, weil er sich dann nicht anstrengen muss.
Barrieren sind von Spieler zu Spieler unterschiedlich. Z. B. kann für einen 10-Jährigen mit Zerebralparese die Schwerkraft eine erhebliche Barriere fürs Schaukeln darstellen, was für einen gesunden 10-Jährigen meistens kein Problem ist.

Intensität – Grad, in dem das Kind nicht locker lässt beim Versuch, Hindernisse zu beseitigen, damit es mit der Aktivität fortfahren kann.

Wie sehr strengt es sich an?
Hindernisse oder Barrieren können durch Menschen oder Dinge zustande kommen. Es gibt Spieler, die nicht einmal versuchen, die einfachste Barriere zu überwinden, bis hin zu solchen, die zur Aktivität zurückkehren, obwohl sie echte Hindernisse bietet.

Modifiziert Aktivität, um Herausforderung zu erhalten oder um mehr Spaß zu haben

Fertigkeit – Leichtigkeit, mit der das Kind die Anforderungen oder die Komplexität der Aufgabe verändert, um die Herausforderung oder den Neuigkeitsgrad zu variieren.

Modifizierungen können klein und unbedeutsam sein. Meistens erhöht der Spieler die Schwierigkeit und Komplexität einer Aktivität; einige Spieler müssen die Anforderungen jedoch senken, um Erfolg zu haben.

0 = Der Spieler wiederholt einfach die Aktivität, oder es scheint sich keine Aktivität zu entwickeln
1 = Aktivität entwickelt sich (mit Zutun des Spielers), aber ein Spielkamerad übernimmt deutlich die Führung, oder Veränderungen sind sehr schwierig
2 = Der Spieler übernimmt zumindest teilweise die Führung beim Modifizieren, aber die Modifizierung geschieht nicht oft und nicht einfach
3 = Der Spieler modifiziert spontan und scheinbar mühelos mehrfach die Aktivität

Neckt andere spielerisch oder ist übermütig, macht Unfug

Zeitspanne – Anteil der Zeit, in der Spieler sich spielerisch necken oder ein klein wenig die Regeln verletzen, damit es noch mehr Spaß macht.

Spielerisches Necken und Unfug können schwierig zu erkennen sein, weil das Konzept für manche Beobachter negativ zu sein scheint, und nicht alle sind sich einig, was angemessene Regeln sind. Im ToP sind weder spielerischer Unfug noch Necken etwas Gemeines; beides wird mit Augenzwinkern und nicht „aus schwarzer Seele" gemacht. Man macht es nicht, um den Mitspieler oder Betreuer zu ärgern, sondern eher, um das Spiel interessanter zu machen oder es fortzusetzen. Spielerischer Unfug und Necken bedeutet, Spaß verbal (z. B. jemanden mit roten Haaren „Karottenkopf" nennen) oder nonverbal (z. B. jemandem etwas hinhalten und dann im letzten Moment wegziehen) zu schüren. Geneckt wird, um Aufmerksamkeit zu bekommen oder jemanden einzubeziehen. Unfug wird oft gemacht, um herauszufordern oder die Grenzen auszutesten, wenn die Regeln zu streng erscheinen; es ist etwas Kreatives.

Fertigkeit – die Leichtigkeit, Klugheit oder Erfahrenheit, mit der sich der Spieler Unfug und Neckereien ausdenkt und einsetzt.

Es sollte bedacht werden, dass Unfug und Necken Spaß machen sollen und nicht verletzen.
0 = Unfug und Neckereien scheinen den anderen mehr zu ärgern als den gemeinsamen Spaß zu erhöhen; zumindest ist die Absicht der Aktionen fraglich
1 = Der Spieler versucht einfachen, unbeholfenen Unfug; er kann necken, aber das scheint nicht lustig zu sein oder führt dazu, sich gegenseitig wegzuschubsen
2 = Der Spieler treibt mäßig klugen Unfug; das Necken scheint etwas gekünstelt
3 = Der Spieler macht raffinierten Unsinn und neckt klug (z. B. verwandelt Unfug in Spiel und bringt den Betreuer zum Lachen; das Necken entspannt eine schwierige Situation)

Macht eine Aktivität aus reiner Lust und weniger wegen des Endproduktes

Bemerkung: Ein Spieler kann sowohl an dem Ergebnis als auch am Prozess interessiert sein, das Ergebnis steht hier aber nicht im Vordergrund.

Zeitspanne – Anteil der Zeit, in der der Spieler die Tätigkeit allein deswegen auszuführen scheint, weil er Lust dazu hat und nicht, weil er ein bestimmtes Ergebnis erreichen will oder wegen einer extrinsischen Belohnung (z. B. gewinnen, Aufmerksamkeit bekommen).

Zum Beispiel könnte ein Kind mehr am Spielen mit Bauklötzen interessiert sein als an einem fertigen Bauwerk, oder jemand macht hauptsächlich wegen des Getümmels beim Basketball mit und nicht wegen der zu erreichenden Punkte.

Tut so als ob (jemand anders sein; einen Gegenstand als etwas anderes benutzen)

Bemerkung: Die Aktionen des Spielers lassen vermuten, dass das Thema des Spiels nichts mehr mit der Realität zu tun hat. Der Spieler hat Zwischentöne gefunden, die einen anderen Charakter, Gegenstand oder eine andere Aktion darstellen. Der Spieler ist jetzt jemand anders, macht etwas anderes, oder ein Gegenstand ist etwas anderes, als er eigentlich ist. Z. B. muss der Spieler nicht genau die Rolle des Arztes oder Lehrers einnehmen, aber die anderen müssen überzeugt sein, dass er nicht er selbst ist.

Zeitspanne – Anteil der Zeit, in der es offenkundige Anzeichen dafür gibt, dass der Spieler eine andere Rolle einnimmt, so tut, als ob er etwas anderes macht. So tun, als ob etwas passiert, oder so tun, als ob ein Gegenstand oder eine Person etwas oder jemand anderes ist. [Im Protokoll- und Schlüsselbogen nicht zur Bewertung vorgesehen.]

Fertigkeit – die Zeitspanne, in dem die „Vorstellung" den Beobachter überzeugt.

0 = Aktionen des Spielers sind keineswegs überzeugend
1 = Aktionen des Spielers sind wenig überzeugend
2 = Aktionen des Spielers sind einigermaßen überzeugend
3 = Aktionen des Spielers sind völlig überzeugend

Bezieht Gegenstände oder andere Personen auf unkonventionelle oder kreative Weise ins Spiel ein	**Zeitspanne** – Anteil der Zeit, in der der Spieler 1. Gegenstände, die gemeinhin als Spielzeug angesehen werden, auf andere Weise als vorgesehen benutzt, 2. Gegenstände, die nicht als Spielzeug angesehen werden, ins Spiel einbezieht (z. B. Käfer, Tischbeine) oder 3. ein Spielzeug oder einen Gegenstand auf mehrere verschiedene Arten einsetzt. Hier kommt es auf Kreativität an. **Fertigkeit** – die Leichtigkeit oder Klugheit, mit der Spieler Gegenstände oder andere Menschen kreativ einbeziehen. *0 = Der Spieler benutzt Gegenstände weitgehend so, wie sie gedacht sind* *1 = Der Spieler benutzt Gegenstände in leicht unkonventioneller oder kreativer Weise* *2 = Der Spieler benutzt Gegenstände mäßig kreativ* *3 = Der Spieler bezieht Gegenstände klug und kreativ ein*
Verhandelt mit anderen, um seine Wünsche oder Bedürfnisse zu befriedigen	**Fertigkeit** – die Leichtigkeit und Raffinesse, mit der der Spieler verbal oder nonverbal um das bittet, was er braucht. *Kann besonders bei Wechsel der Spielbedingungen deutlich werden, oder wenn Spieler Rollen, Aktionen oder Szenarien aushandeln, oder wenn etwas geschieht, mit dem ein oder mehrere Spieler unzufrieden sind.* *0 = Der Spieler scheint nicht aktiv zu versuchen, seine Wünsche zu erfüllen* *1 = Der Spieler nutzt unzureichende oder ungeschickte Strategien zum Erfüllen seiner Wünsche (z. B. Wutanfälle), oder der Zeitpunkt der Verhandlung ist ungünstig* *2 = Der Spieler nutzt im Allgemeinen geschickte Strategien (z. B. einfache verbale Aussagen; leichtes Kommandieren) zum Erfüllen seiner Wünsche* *3 = Der Spieler nutzt geschicktes Geben und Nehmen zum Erfüllen seiner Wünsche* *Bewerten Sie NZ [nicht zutreffend], wenn der Spieler während der Beobachtung nur allein spielt.*
Beteiligt sich an sozialem Spiel	*Bemerkung: Wenn zwei zusammen spielen und ein Spieler geht kurz weg, um etwas zu tun, das mit der Aufgabe zu tun hat (z. B. ein Spielzeug holen), bewerten Sie alles zusammen als soziales Spiel.* **Zeitspanne** – Anteil der Zeit, in der ein Spieler mit anderen im gleichen oder ähnlichen Spiel interagiert. *Selbst wenn der andere bei einer anderen Aktivität ist.* **Intensität** – Tiefe der Interaktion des Spielers im Spiel mit anderen Leuten. *(Wie wichtig ist der andere Spieler?) Die Bandbreite reicht vom Spieler, der die Anwesenheit eines anderen überhaupt nicht wahrnimmt, bis zu einem, der tief mit anderen im Spiel versunken ist.* **Fertigkeit** – das Niveau des sozialen Spiels. Reicht vom Spielen allein bis dazu, Anführer zu sein. *0 = Der Spieler interagiert destruktiv oder trotz Anwesenheit eines anderen überhaupt nicht* *1 = Der Spieler interagiert leicht positiv oder neutral (selbst bei parallelem Spiel) oder interagiert manchmal destruktiv oder gar nicht*

2 = Der Spieler spielt interaktiv (der Charakter der Aktivität würde sich wesentlich verändern, wenn der beobachtete Spieler nicht da wäre; gilt für kooperatives und konkurrierendes Spiel)
3 = Der Spieler bestimmt die Richtung des Spiels mit anderen, ohne zu dominieren
Bewerten Sie NZ, wenn niemand anders zugegen ist.

Unterstützt das Spiel anderer

Bemerkung: beinhaltet verbale und physische Unterstützung

Fertigkeit – die Leichtigkeit, mit der der Spieler das Spiel anderer unterstützt (z. B. Ermutigung, Ideen).

z. B. andere ermutigen, Hilfestellung (wie ein Baustellengerüst) geben für weniger fähige Mitspieler oder gute Ideen; verbal ausgedrückt oder praktisch vorgemacht

0 = Der Spieler ist hauptsächlich um Befriedigung eigener Bedürfnisse bemüht, statt andere zum Spielen einzubeziehen, oder ist so passiv, dass die anderen ihn benutzen (keine aktive Unterstützung)
1 = Der Spieler unterstützt gelegentlich das Spiel der Spielkameraden
2 = Der Spieler unterstützt relativ durchgängig das Spiel der Spielkameraden; Versuche können etwas linkisch sein
3 = Der Spieler ermöglicht den Spielkameraden spontan und geschickt, so gut wie möglich zu spielen und Spaß zu haben

Kommt in eine Gruppe hinein, die bereits bei einer Aktivität ist

Bemerkungen: Gruppe = mehr als ein Spieler. Erneutes Dazukommen wird ebenfalls als in die Gruppe Hineinkommen betrachtet.
Wenn das Dazukommen nicht auffällt, war es wahrscheinlich sehr gekonnt.

Fertigkeit – die Leichtigkeit, mit der ein Spieler vorgeht, um Teil der Gruppe (zwei oder mehr) zu werden, die schon bei einer Aktivität ist; das, was gerade geschieht, wird dadurch nicht gestört.

0 = Der Spieler versucht in die Gruppe zu kommen, verhält sich dabei aber destruktiv, oder er ignoriert die Gruppe
1 = Der Spieler zeigt nur geringe Fertigkeit, in die Gruppe zu kommen (z. B. fragt zaghaft; wartet in der Nähe und hofft auf Einladung zum Mitspielen), oder benutzt eventuell destruktive Strategien, oder konzentriert sich nur auf ein Gruppenmitglied
2 = Der Spieler geht in die Gruppe oder versucht es, indem er das Spiel mitmacht, verhält sich aber etwas zögernd und ungeschickt
3 = Der Spieler fügt sich mühelos in die laufende Aktivität der gesamten Gruppe ein

Initiiert Spiel mit anderen

Fertigkeit – die Leichtigkeit, mit der ein Spieler mit einem anderen ein neues Spiel beginnt.

0 = Der Spieler ignoriert mögliche Mitspieler oder versucht, ein Spiel destruktiv zu initiieren
1 = Der Spieler scheint ein Spiel initiieren zu wollen, aber seine Signale sind für die anderen nicht klar genug, um aufgenommen zu werden
2 = Der Spieler initiiert ein Spiel etwas unbeholfen
3 = Der Spieler initiiert scheinbar mühelos ein Spiel (z. B. beginnt ein Spiel, das ein anderer bereitwillig mitspielt)

Albert herum oder macht Witze	*Bemerkung: Humor entwickelt sich in einer bestimmten Abfolge; manche Leute (besonders kleine Kinder) verstehen die Regeln des Humors nicht. Trotzdem sollte die Absicht bewertet werden, wenn der Spieler eindeutig versucht, witzig zu sein.* **Zeitspanne** – der Anteil der Zeit, in der Spieler Witze oder komische Geschichten erzählen oder sich übertrieben angeberisch verhalten, meist zum Zweck, die Aufmerksamkeit der anderen zu bekommen. *Albern kann auch eine Art von So-tun-als-ob sein.* **Fertigkeit** – die Leichtigkeit oder Klugheit, mit der ein Spieler herumalbert oder Witze macht. Reicht vom Nicht-Erhalt der Aufmerksamkeit bis zu positiven Reaktionen der anderen, dass der Spieler wahnsinnig komisch ist. [Im Protokoll- und Schlüsselbogen nicht zur Bewertung vorgesehen.] *0 = Der Spieler versucht zu albern, aber auf besonders lahme und sogar beleidigende Weise. Witze oder Geschichten sind krass und überhaupt nicht witzig* *1 = Alberei und Witze sind nicht sehr raffiniert, klug oder komisch* *2 = Alberei und Witze sind nur mäßig raffiniert oder klug; wirken etwas gekünstelt* *3 = Alberei und Witze sind besonders raffiniert oder klug; können Untertöne haben und sind sehr komisch*
Teilt (Spielzeug, Ausstattung, Freunde, Ideen)	**Fertigkeit** – die Leichtigkeit, mit der der Spieler anderen erlaubt, das Spielzeug, sein Eigentum oder den Gegenstand zu nehmen, den er gerade benutzt, oder er hat gemeinsam mit anderen Spielkameraden Ideen. *0 = Der Spieler weigert sich zu teilen oder scheint nicht zu merken, dass er etwas hat, das jemand anders gerne haben möchte, und lässt es den anderen nehmen, ohne es zu bemerken* *1 = Der Spieler teilt nur gelegentlich oder teilt übermäßig bereitwillig* *2 = Der Spieler teilt meistens, aber etwas zögernd oder ungeschickt* *3 = Der Spieler teilt bereitwillig und durchgängig. Gegenstände, Geräte oder Ideen fließen bereitwillig von einem Spieler zum andern, sodass das Teilen fast nicht zu merken ist*
Sendet bereitwillig verständliche Signale (verbal, durch Gesichtsausdruck, Körper), die ausdrücken „so sollst du dich mir gegenüber verhalten"	*Bemerkung: Klar verständliche Signale sind solche, die von den meisten Leuten (nicht nur besonders geübten) verstanden werden.* **Zeitspanne** – der Anteil der Zeit, in der der Spieler so handelt, dass er klare Botschaften sendet, wie andere mit ihm interagieren sollten. *Dies können verbale oder nonverbale Botschaften sein. Sie können deutlich (z. B. „Komm, lass uns Lego spielen") oder angedeutet sein (Körpersprache). Beim Bewerten sollte man sich fragen, wie weit dem Mitspieler klar ist, was der Spieler von ihm möchte. Klare Signale senden beinhaltet Übereinstimmung von mimischen, verbalen oder körperlichen Botschaften (z. B. beim Kämpfen nur sanft zu schlagen).* **Fertigkeit** – Gesamteindruck der Leichtigkeit, mit der die Signale des Spielers von anderen gelesen werden können. *0 = Die meiste Zeit sind die Signale so schwer zu lesen, dass nur jemand, der den Spieler gut kennt, sie gut deuten kann; andere wissen nicht, wie man mit dem Spieler umgehen soll* *1 = Manchmal sind die Signale für Leute, die den Spieler nicht gut kennen, schwer zu lesen*

2 = Die Signale sind klar, aber können manchmal falsch interpretiert werden (z. B. verbale und körperliche Signale passen nicht zusammen)
3 = Die Signale sind leicht zu erkennen und zu interpretieren

Reagiert auf Signale anderer

Bemerkungen: Keine Reaktion des Spielers oder negative Reaktionen sollten zu niedrigerer Bewertung führen. Es reicht jedoch nicht, nur der Bitte eines anderen nachzukommen, um einen hohen Wert zu erhalten. Spieler müssen so reagieren, dass sie das Spiel fördern.

Fertigkeit – Gesamteindruck von der Leichtigkeit, mit der ein Spieler im Einklang mit den Signalen anderer handelt. Zum Lesen der Signale gehört: a) mit jemandem so umgehen, wie seine Aktionen es vorschlagen, b) auf Bitten anderer reagieren, c) als Reaktion auf Signale anderer in den Spielrahmen ein- und aussteigen und d) über Witze, lustige Geschichten oder Situationen lachen (oder zumindest darauf zu reagieren).

0 = Reaktion resultiert in heftiger Störung des Spiels. Der Spieler reagiert z. B. gar nicht oder negativ und verletzend, oder er reagiert unangemessen angepasst, was dazu führt, dass die anderen die Führung übernehmen. Ungeschickte Reaktionen treten selbst in Situationen auf, in denen die Signale klar scheinen.
1 = Reaktion resultiert in moderater Störung des Spiels. Der Spieler reagiert gar nicht oder verletzend, oder er reagiert häufig unangemessen angepasst. Der Spieler reagiert unbeständig, selbst in Situationen, in denen die Signale klar scheinen.
2 = Reaktionen führen zu verhältnismäßig konstantem Spiel. Der Spieler reagiert gelegentlich nicht oder verletzend oder unangemessen angepasst. Der Spieler reagiert ziemlich durchgängig so, dass das Spiel gefördert wird, selbst in Situationen, in denen die Signale ambivalent oder nicht die vom Spieler erwünschten sind.
3 = Reaktionen führen zu konstantem Spiel. Die Reaktionen scheinen weder für den Mitspieler noch für den Beobachter seltsam oder unangemessen für die entsprechende Situation. Der Spieler reagiert fast immer leicht und natürlich auf die Signale anderer, selbst wenn sie ambivalent oder nicht die vom Spieler erwünschten sind.

Zeigt während des Spiels positiven Affekt

Intensität – Grad, inwieweit der Affekt des Spielers positiv ist; reicht von mittelmäßigem Spaß bis zu richtiger Ausgelassenheit.

0 = Der Spieler ist apathisch/desinteressiert
1 = Der Spieler scheint Spaß zu haben, aber ohne große Begeisterung; ist ziemlich neutral
2 = Der Spieler scheint viel Spaß zu haben; kann gelegentlich ausgelassen sein
3 = Der Spieler ist ausgelassen, kichert, lacht, singt, kreischt oft vor Vergnügen

Interagiert mit Gegenständen

Intensität – Grad, in dem sich der Spieler mit Gegenständen beschäftigt.

(Wie wichtig sind Gegenstände?)

Fertigkeit – Leichtigkeit, mit der sich Spieler mit Gegenständen beschäftigen.

0 = Der Spieler interagiert nicht mit Gegenständen, weil er nicht dazu fähig ist; oder die Interaktion ist so anstrengend, dass sie den Wert des Gegenstandes fürs Spiel weit überschreitet; oder der Gebrauch des Gegenstandes wiederholt sich nur und führt nicht weiter
1 = Der Spieler interagiert sehr ungeschickt mit Gegenständen; die Anstrengung bei Interaktion ist so groß, dass das Spiel deutlich gestört wird; oder es gibt sehr wenig Geben und Nehmen; Gegenstand wird nicht ins Spiel einbezogen
2 = Der Spieler scheint beim Interagieren teilweise oder immer etwas ungeschickt zu sein
3 = Der Spieler interagiert ständig mit Gegenständen mit Geben und Nehmen, Selbstvertrauen und Sicherheit

Wechselt mit Leichtigkeit von einem Spiel zu einem anderen über

Fertigkeit – die Leichtigkeit, mit der sich der Spieler von einer Aktivität zur nächsten bewegt, wenn sie zu Ende ist oder sich nicht entwickelt und eine andere verfügbar ist. Der Spieler bleibt weder bei einer Aktivität hängen, die nicht weiter führt oder die Bedürfnisse nicht erfüllt, noch geht er zu schnell zu einer anderen Aktivität über.

0 = Der Spieler weigert sich, seine Spielaktivität aufzugeben, selbst wenn sich nichts entwickelt oder seine Bedürfnisse nicht erfüllt werden, oder er geht ständig von einer Aktivität zur nächsten

1 = Der Spieler braucht erhebliche Anstöße, um seine Spielaktivität aufzugeben, selbst wenn sich nichts entwickelt, oder er gibt auf, bevor er es richtig versucht hat

2 = Der Spieler bewegt sich relativ leicht oder nur mit leichtem Zögern von einer Aktivität weg, wenn sie nicht mehr weiter führt oder seine Bedürfnisse nicht erfüllt; oder es scheint, dass der Spieler sich nicht weiterbewegt, obwohl es sinnvoll wäre, oder der Spieler hört relativ abrupt mit dem Spiel auf

3 = Der Spieler bewegt sich leicht zu anderen Aktivitäten, wenn sie nicht mehr weiter führen oder seine Bedürfnisse nicht erfüllen; oder der Spieler bleibt angemessen bei seiner Aktivität

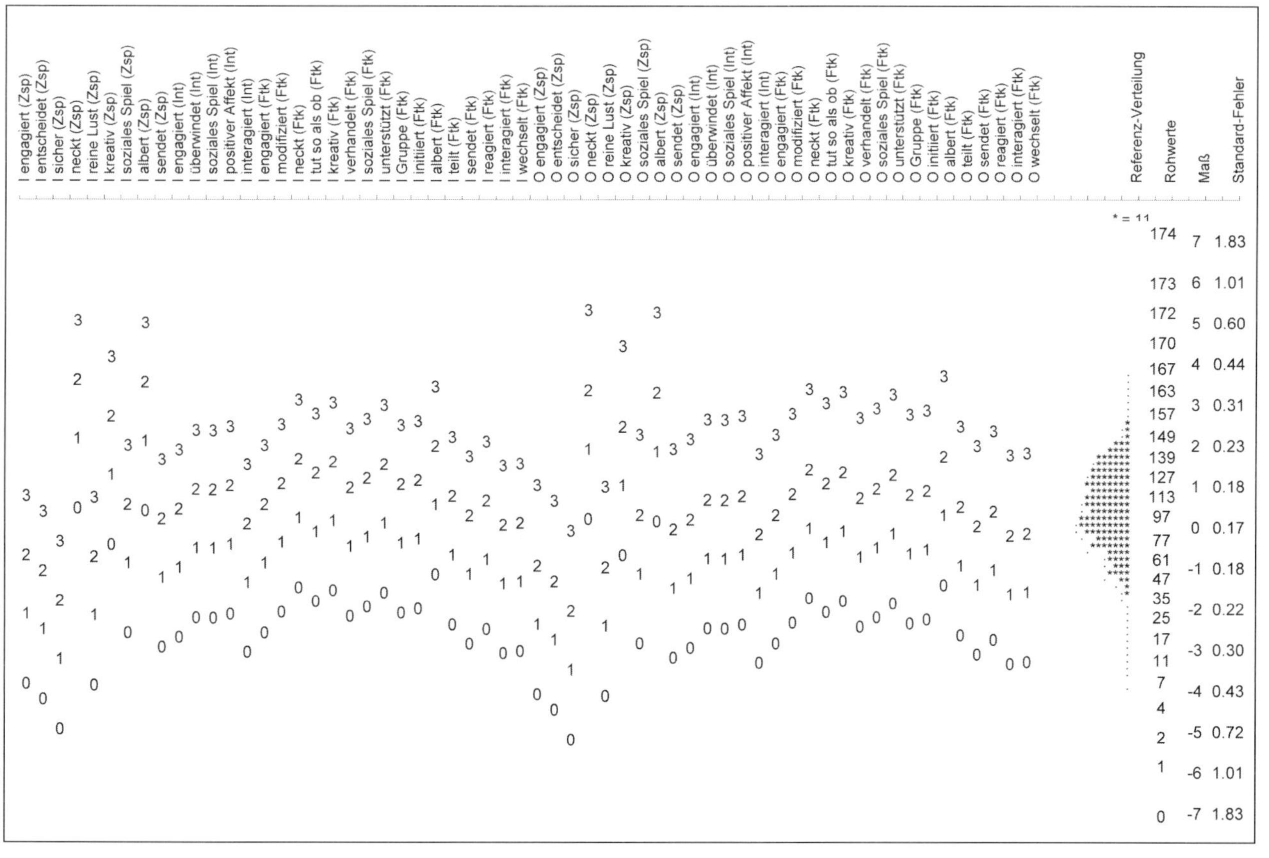

Abb. 6: Schlüsselbogen

Kind: Alter: Bewerter: Drinnen Draußen Video Live (Zutreffendes bitte einkreisen)	Zeitspanne **(Zsp)** 3 = fast immer 2 = meistens 1 = manchmal 0 = selten oder nie NZ = nicht zutreffend	Intensität **(Int)** 3 = hoch 2 = mittel 1 = etwas 0 = nicht NZ = nicht zutreffend	Fertigkeit **(Ftk)** 3 = große Fertigkeit 2 = mittlere Fertigkeit 1 = geringe Fertigkeit 0 = keine Fertigkeit NZ = nicht zutreffend

Item	**Zsp**	**Int**	**Ftk**	**Kommentar**
Engagiert sich aktiv				
Entscheidet, was getan werden soll und wie				
Fühlt sich **sicher** genug, um zu spielen				
Überwindet Hindernisse, um mit einer Aktivität fortzufahren				
Modifiziert Aktivität, um Herausforderung zu erhalten oder um mehr Spaß zu haben				
Neckt andere spielerisch oder ist übermütig, macht Unfug				
Macht eine Aktivität aus **reiner Lust** und weniger wegen des Endproduktes				
Tut so als ob (jemand anders sein; einen Gegenstand als etwas anderes benutzen)				
Bezieht Gegenstände oder andere Personen auf **unkonventionelle** oder **kreative Weise** ins Spiel ein				
Verhandelt mit anderen, um seine Wünsche oder Bedürfnisse zu befriedigen				
Beteiligt sich an **sozialem Spiel**				
Unterstützt das Spiel anderer				
Kommt in eine **Gruppe** hinein, die bereits bei einer Aktivität ist				
Initiiert Spiel mit anderen				
Albert herum oder macht Witze				
Teilt (Spielzeug, Ausstattung, Freunde, Ideen)				
Sendet bereitwillig verständliche Signale (verbal, durch Gesichtsausdruck, Körper)				
Reagiert auf Signale anderer				
Zeigt während des Spiels **positiven Affekt**				
Interagiert mit Gegenständen				
Wechselt mit Leichtigkeit von einem Spiel zu einem anderen über				

Abb. 7: Test zur Spielfähigkeit (ToP) Protokollbogen

Den Test zur Spielfähigkeit (ToP) auswerten

Man kann den ToP-Schlüsselbogen[2] benutzen, um einen Gesamtwert als Maß für die Spielfähigkeit eines Kindes festzustellen. Im Schlüsselbogen ist die relative Schwierigkeit der einzelnen Items in Bezug auf den Mittelwert und die Standardabweichung der Items dargestellt. Zum Auswerten kreist der Bewerter alle Werte ein, die er auf dem ToP-Protokollbogen gegeben hat, legt den Schlüsselbogen im Querformat vor sich und zieht dann eine horizontale Gerade durch die Punkte, sodass die Hälfte der durch Einkreisen markierten Punkte über und die Hälfte unter dieser Linie liegen. Diese Gerade trifft (am rechten Rand) auf die Skala ‚Maß', dort ist der gesuchte Gesamtwert als Intervallwert abzulesen, ein Wert, der für statistische Zwecke benutzt werden kann (z. B. für Forschungszwecke). Ein Beispiel, wie eine bestimmte Bewertung im Vergleich zu etwa 2000 Kindern, für die ToP-Daten erhoben wurden, aussieht, findet sich in Abb. 10.

Entwicklung des Tests zur Spielfähigkeit (ToP)

Ursprünglich hatte der ToP 60 Items und wurde anhand von Videoaufzeichnungen freier Spielsequenzen bewertet. Er hat inzwischen drei wichtige Revisionen erfahren.

Die aktuelle Version (Version 4) hat die ursprüngliche Form als Beobachtungsinstrument behalten und umfasst jetzt 21 Items, die direkt – ohne Videoaufzeichnung – bewertet werden können, weil wir festgestellt haben, dass die Werte mit oder ohne Aufzeichnung äquivalent sind (Nichols, 1997). In der Revision wurden einige Items (z. B. „Physisch aktiv beim Spiel") weggelassen, weil die statistische Analyse ergab, dass sie nichts zum Konzept der Spielfähigkeit aussagten. Andere Items (z. B. „Bezieht Gegenstände oder andere Personen auf unkonventionelle oder kreative Weise ins Spiel ein") wurden überarbeitet, um verbesserte Definitionen aufzunehmen, die durchgängig leichter zu bewerten waren. Neue Items wurden hinzugefügt, um den ToP sensibler für kleine Veränderungen zu machen, die durch Intervention zustande kommen (Bundy, Nelson, Metzger & Bingaman, 2001; Muneto, 2002).

Außer der Veränderung und Neuerstellung von Items wurde auch das Bewertungsverfahren des ToP geändert. Ursprünglich floss nur der Anteil der Zeit (Zeitspanne), in dem ein Item beobachtet wurde, in die Bewertung ein. Dies erwies sich jedoch nicht immer als das am besten geeignete Kriterium. Für manche Items (z. B. „Überwindet Hindernisse, um mit einer Aktivität fortzufahren") schien die Intensität, mit der ein Kind beharrlich blieb, ein wichtigeres Merkmal zu sein. Darum wurde eine Intensitätsskala geschaffen, um den Grad, in dem manche Items vorhanden waren, zu erfassen. Für andere Items (z. B. „Kommt in eine Gruppe hinein, die bereits bei einer Aktivität ist") schien das relevante Merkmal die Geschicklichkeit oder Leichtigkeit zu sein, mit der das Kind eine Aufgabe meisterte. So wurde die Fertigkeitsskala geschaffen. In der aktuellen Version beziehen sich nur wenige Items auf alle Skalen, aber bei vielen Items wird mehr als eine Skala angesprochen. Bei Items, für die eine Skala nicht zutrifft, ist das Feld im Protokollbogen jeweils schattiert.

Im Laufe der Testentwicklung sind die Rohwerte von mehr als 2000 Kindern der Raschanalyse unterworfen worden. Diese statistische Modellierungstechnik misst, wie weit die Performanz bei den Items zwei Grundannahmen erfüllt: (1) leichte Items sind für jeden leicht und (2) fähigere (in diesem Fall spielfähigere) Menschen erreichen höhere Werte. Mithilfe der Raschanalyse ist es auch möglich festzustellen, ob Items ein einzelnes eindimensionales Konstrukt definieren; außerdem kann man so die relative Schwierigkeit jedes Items, die relative Spielfähigkeit jedes Kindes und den Strengegrad jedes Bewerters feststellen.

Konsistenz, Reliabilität und Validität des Tests

Innerhalb dieser Zeitspanne haben etwa 96 % der Items, 93 % der Teilnehmer und 95 % der Bewerter die Annahmen zur Konsistenz des Raschmodells durchgehend bestätigt. Daher können wir sagen, dass die Items des ToP ein einzelnes eindimensionales Konstrukt, nämlich die Spielfähigkeit, definieren. Da eine Übereinstimmung mit dem Modell von 95 % erforderlich ist, erreichen die Daten nicht ganz den Standard. Durch weitere Überlegungen ist uns klar geworden, dass das Konstrukt der Spielfähigkeit

2 Anmerkung der Übersetzer zum Schlüsselbogen: Hier sind alle Felder des Protokollbogens zweimal aufgelistet, erst mit der Markierung ‚I' für ‚Indoors' (Beobachtung beim Spiel in Innenräumen), dann mit der Markierung ‚O' für ‚Outdoors' (Beobachtung beim Spiel draußen). Die Reihenfolge entspricht derjenigen des Protokollbogens mit den drei Spalten (Zsp) für Zeitspanne, (Int) für Intensität und (Ftk) für Fertigkeit.

sich bei manchen Gruppen von Kindern leicht unterschiedlich darstellt. Obwohl es keine großen Stichproben zu Kindern mit einer bestimmten Diagnose gibt, scheint es möglich, dass einige der Daten, die nicht mit den Erwartungen des Raschmodells übereinstimmten, sich auf die Diagnosen beziehen. Mit anderen Worten: Kinder mit bestimmten Behinderungen könnten Werte erreichen, die Charakteristika ihrer Behinderungen widerspiegeln. Daten, die von Leipold und Bundy (2000) und Harkness und Bundy (2001) gesammelt wurden, stimmen mit dieser Hypothese überein. Diese Studien ergaben, dass Kinder mit ADHS zu unerwartet niedrigen Werten bei „Engagiert sich aktiv" und zu unerwartet hohen Werte bei „Neckt andere spielerisch oder ist übermütig, macht Unfug" tendierten (Leipold & Bundy, 2000). Kinder mit körperlichen Schwierigkeiten, aber ohne bekannte kognitive Einschränkungen tendierten ähnlich zu unerwartet niedrigen Werten bei „Engagiert sich aktiv" und „Entscheidet, was getan werden soll und wie", aber zu unerwartet hohen Werten bei „Albert herum oder macht Witze" (Harkness & Bundy, 2001). Für die Untersuchung der Spielfähigkeit von Kindern mit Behinderungen ist dringend mehr Forschung nötig.

In drei Studien ist die Test-Retest-Reliabilität untersucht worden (Brentnall, 2005; O'Brien & Shirley, 2001; Scott, 2003). O'Brien und Shirley stellten fest – allerdings mit einer sehr kleinen Stichprobe –, dass ToP-Werte über mehrere Jahre stabil blieben. Sowohl Brentnall als auch Scott fanden nur niedrige Test-Retest-Koeffizienten, als sie die Daten von denselben Videoaufnahmen aus einer Tagesstätte benutzten. Sie stellten fest, dass es in Situationen mit einer großen Auswahl an Spielkameraden und Aktivitäten relativ einfach ist, die Art des Tests zu verändern und so die Reliabilität der Werte zu vermindern. Besonders betonten sie, dass es ein wichtiger Faktor für die Bewertung sei, ob ein Kind allein oder mit anderen spielt. Daraus ergibt sich, dass Kinder, die zweimal getestet werden, um Veränderungen nach Intervention festzustellen, in beiden Tests (ToP und TOES) jeweils entweder allein oder mit einem Spielkameraden (nicht unbedingt demselben) beobachtet werden müssen, um sicher sagen zu können, dass Veränderungen durch die Intervention zustande gekommen sind.

Brentnall fand auch Unterschiede in den Werten, die sich aus der Länge der Beobachtung ergaben. Sie schloss daraus, dass ToP-Werte am verlässlichsten sind, wenn sie auf einer 15-minütigen Beobachtung beruhen.

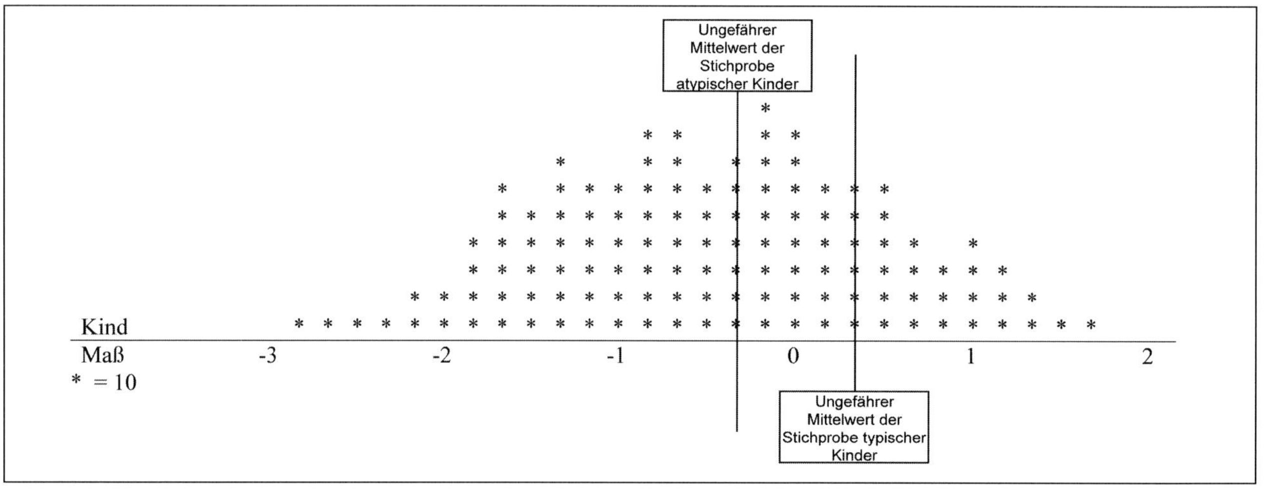

Abb. 8: Stichprobenprofil. Grafische Darstellung der gesamten ToP-Daten mit dem ungefähren Mittelwert von typischen und atypischen Kindern der Stichprobe

TOES: Einfluss der Umwelt auf die Spielfähigkeit

Bisher wurde Spielfähigkeit – definiert als Disposition zu spielen – in diesem Kapitel als allein vom Individuum abhängiges Merkmal betrachtet (Lieberman, 1977). Aber selbst das spielfähigste Kind kann sich weniger spielfähig verhalten, wenn die Umwelt es nicht unterstützt. Andererseits können die Aktionen eines Kindes in einer unterstützenden Umwelt spielerischer werden (Bronson & Bundy, 2001). Viele Forscher haben untersucht, wie Menschen mit ihrer Umwelt interagieren und wie sich diese Interaktion auf ihr Verhalten und ihre Performanz auswirkt (Barker, 1968; Gibson, 1979; Lewin, 1955; Pervin, 1968; Stern, 1970). Seit einigen Jahren haben sich Theoretiker für ein Person-Umwelt-System stark gemacht, in dem persönliche und Umweltfaktoren als sich gegenseitig beeinflussend verstanden werden (z. B. Kielhofner, 1995; Magnussen, 1981; Wicker, 1987).

Daraus folgt: Ebenso wie wir in der Person liegende Faktoren auf die Spielfähigkeit untersuchen, müssen wir auch Merkmale der Umwelt hinsichtlich ihres Einflusses auf das Spielen einbeziehen. Beide, die physische und auch die soziale Umwelt können Spiel beeinflussen, indem sie Gelegenheiten bieten und ein bestimmtes Verhalten erfordern (Gibson, 1979; Kielhofner, 1995). So schreit ein Klettergerüst auf dem Spielplatz förmlich nach aktivem Gruppenspiel, Bücher und Bastelmaterial hingegen laden eher zu ruhigem Spiel allein ein. Das sozial-kulturelle Ambiente (z. B. akzeptierte Normen, Erwartungen und Regeln) beeinflusst die Freiheit und das Vertrauen, mit dem jemand mit den Elementen der Umwelt interagiert (Rowles, 1991). Übermäßig strenge oder inkonsequente Regeln reduzieren Spiel, sorgfältig überlegte Regeln fördern es hingegen. Weitere Situationsmerkmale sind Komplexität und Klarheit (Magnussen, 1981). Um Spiel zu fördern, muss die Umwelt Kindern ermöglichen, sich vom „Was macht das?" (Exploration) zu „Was kann ich damit machen?" (Spiel) zu bewegen.

Eine positive Passung zwischen Spieler und Umwelt entsteht, wenn die Gelegenheit den Bedürfnissen der Person entspricht und wenn die Fähigkeiten der Person zu den Anforderungen der Umwelt passen (Pervin, 1968). Zu dieser Passung trägt die Kongruenz von vorhandener Auswahl im Setting und Motivation, Entschlossenheit und Wunsch nach Autonomie des Spielers bei (Eccles et al., 1993; O'Conner & Vallerand, 1994).

Eine Umwelt, die niedrigere Anforderungen stellt, als der Leistungsfähigkeit des Spielers angemessen sind (z. B. Babyspielzeug für ein älteres Kind), kann zu Langeweile führen. Eine Umwelt, die höhere Anforderungen stellt, als der Leistungsfähigkeit des Spielers angemessen sind, kann Ängstlichkeit bewirken. Settings mit Anforderungen am oberen Ende der Leistungsfähigkeit des Kindes können Engagement, Aufmerksamkeit, maximale Performanz und Anpassung fördern (Csikszentmihalyi, 1990). Weitere Eigenschaften der Umwelt, die eine positive Passung fördern, sind Auswahl und Vorhandensein von Spielzeug, das der Motivation der Person entspricht (Holland, 1966; Jordan et al., 1991). – Im nächsten Teil wird näher auf die Motivation des Spielers eingegangen.

Im Hinblick darauf, wie die Umwelt die Spielfähigkeit unterstützt, kann die Untersuchung besonders wichtig bei Kindern mit körperlicher, kognitiver oder sensorischer Beeinträchtigung sein, die wahrscheinlich weniger leicht Spielkameraden finden und von diesen weniger Rückmeldung erhalten als normal entwickelte Spieler (Holaday et al., 1997).

Betreuer und Spielkameraden können oft Schwierigkeiten damit haben, die Signale von Spielern mit Behinderungen zu lesen; dadurch können sie die Signale übersehen und ihre Interaktion zurücknehmen, weil sie denken, dass der Spieler passiv ist und nicht reagiert (Jennings & MacTurk, 1995). Es kann auch sein, dass ein behinderter Spieler selbst Signale nicht versteht und deshalb falsch reagiert. Beide Situationen können negative Konsequenzen für den Spieler und sein Selbstwirksamkeitsgefühl haben.

Test zur Unterstützung durch die Umwelt

Der ‚Test of Environmental Supportiveness' TOES wurde entwickelt, um zu testen, inwieweit Elemente einer bestimmten Umwelt die Motivation eines Spielers beim Spiel unterstützen (Bronson & Bundy, 2001). Der TOES soll in Verbindung mit dem ToP eingesetzt werden. Wenn der Therapeut die Auswirkungen der verschiedenen Elemente der Umwelt des Kindes kennt und versteht, wie sie sein Spiel erleichtern oder einschränken, kann er eine vorhandene Umwelt angemessen modifizieren und weiterentwickeln. Der TOES überprüft besonders die Passung zwischen der Motivation des Spielers und den Betreuern, Spielkameraden, Gegenständen, Spielräumen und der sensorischen Umwelt (Bundy, 1997). Der TOES-Protokollbogen findet sich in Abb. 9, eine Beschreibung der Items in Tabelle 2.

Forscher, die sich mit Bildungsfragen und Gesundheitsversorgung beschäftigen, empfehlen heute die Evaluation von Klienten in natürlicher Umgebung. Menschen in ihrer alltäglichen Umwelt zu erleben, fördert eine positive anpassende Beziehung zwischen der agierenden Person und der Alltagsumwelt (Letts et al., 1994). Dieser Ansatz ist wichtig für Dienste, die die Aktivitäten von Menschen in ihrer alltäglichen Umwelt unterstützen, statt zugrunde liegende Störungen zu heilen (Pacheo & Lucca-Irizarry, 1995). Es kann viel leichter sein, die Umwelt zu verändern als die Person selbst (Healthy Toronto 2000 Subcommittee, 1988). Die gemeinsame Anwendung von ToP und TOES untersucht Spiel und Spielfähigkeit einer Person in ihrer Umwelt.
Der erste Schritt beim Einsatz des TOES besteht darin, die Motivationsquelle des Spielers herauszufinden, also zu fragen, wovon die Spieler bei den Aktivitäten, die sie ausführen, zu profitieren scheinen. Da der TOES sich auf die persönliche Motivation des Spielers bezieht, muss der Therapeut sie eventuell mit den Betreuern diskutieren. Sobald die persönliche Motivation geklärt ist, kann der Therapeut untersuchen, wie weit jedes Element (z. B. Spielkameraden, Raum) dazu beiträgt, diese Motivation zu befriedigen.

Den Test zur Unterstützung durch die Umwelt (TOES) auswerten

Zurzeit können die einzelnen Items des TOES zwar bewertet werden, aber es gibt bisher noch kein Verfahren, um sie in einem sinnvollen Gesamtwert zusammenzufassen. Da der TOES ein Instrument zur Beratung von Betreuern darstellt, ist es sinnvoll, dass die Informationen, die das Instrument für jedes Item anzeigt, beschreibend sind.

Nachweis von Validität und Reliabilität des TOES

Die TOES-Items wurden nach umfangreicher Sichtung der relevanten Literatur und der Ergebnisse eines ergotherapeutischen Expertengremiums (aus den USA, Kanada und Schweden) ausgewählt, deren Arbeitsschwerpunkt in der Umwelt lag. Zwei Studien (Harding, 1997; Bronson & Bundy, 2001) erbrachten den vorläufigen Nachweis von Konstruktvalidität und Reliabilität des TOES.

Nachweis der Reliabilität

Bronson und Bundy untersuchten 2001 die Interrater-Reliabilität und schätzten die Modellfehler der Items ab. Die statistische Güte der Passung ergab, dass die Daten von 100 % der Bewerter (n = 10) mit den Erwartungen des Raschmodells übereinstimmten. Außerdem waren die geschätzten Modellfehler der Items (ausgenommen „jüngere Spielkameraden lesen Signale des Spielers"; Fehler = .26) für alle Items niedrig (<.25).

Nachweis der Validität

Bronson und Bundy überprüften 2001 auch die Passung von Items und Teilnehmern (n = 160) mit dem Raschmodell und ebenso die Logik der Itemreihenfolge. Die Daten von 94 % der Items (alle außer „Raum/Platz ist physisch sicher"), 95 % der Umwelt und 96 % der Werte stimmten mit den Erwartungen des Raschmodells überein. Bronson und Bundy schlossen daraus, dass die Bewertungskriterien für „Raum ist physisch sicher" klarer definiert werden müssten; Bundy hat dies in der vorliegenden Version dieser Schrift versucht.

Nach Bronson und Bundy ist die Reihenfolge der Items sinnvoll. So wurde zum Beispiel herausgefunden, dass „Raum ist physisch sicher" das leichteste Item ist. Es entspricht dem gesunden Menschenverstand, dass Kinder wahrscheinlich nicht spielen, wenn sie sich nicht sicher fühlen (Vandenberg, 1981). Items, die sich auf jüngere Spielkameraden beziehen, sind die schwierigsten. Das ist ebenfalls plausibel, da jüngere Spielkameraden noch nicht die Fertigkeiten haben wie gleichaltrige oder ältere, das Spiel voranzubringen (Bailey et al., 1993).

Test zur Unterstützung durch die Umwelt (TOES)

Protokollbogen

Name des Kindes:	Erkennbare Quelle(n) der Motivation:
Datum der Beobachtung:	
Geburtsdatum:	Ort der Beobachtung:
Alter bei Beobachtung:	Untersucher:

Einstufung der Items 2 = entspricht stark der Beschreibung rechts 1 = entspricht etwas der Beschreibung rechts -1 = entspricht etwas der Beschreibung links -2 = entspricht stark der Beschreibung links NZ = nicht zutreffend			Kommentar
Betreuer stört die Aktivitäten und Möglichkeiten des Kindes	-2 -1 1 2 NZ	Betreuer fördert Aktivitäten und Möglichkeiten des Kindes	
Betreuer verändert die vereinbarten Regeln	-2 -1 1 2 NZ	Betreuer hält sich an vereinbarte Regeln/ Grenzen	
Betreuer setzt unverhältnismäßig strenge oder keine Grenzen durch	-2 -1 1 2 NZ	Betreuer hält sich an sinnvolle Regeln/ Grenzen	
Reaktion gleichaltriger Spielkameraden auf Signale des Spielers stört Interaktion	-2 -1 1 2 NZ	Reaktion gleichaltriger Spielkameraden auf Signale des Spielers fördert Interaktion	
Gleichaltrige Spielkameraden senden keine klaren Signale oder sie senden solche, die die Interaktion stören	-2 -1 1 2 NZ	Gleichaltrige Spielkameraden senden klare Signale, die die Interaktion unterstützen	
Gleichaltrige Spielkameraden werden vom Spieler dominiert oder dominieren den Spieler	-2 -1 1 2 NZ	Gleichaltrige Spielkameraden nehmen gleichberechtigt wie der Spieler teil	
Reaktion älterer Spielkameraden auf Signale des Spielers stört Interaktion	-2 -1 1 2 NZ	Reaktion älterer Spielkameraden auf Signale des Spielers fördert Interaktion	
Ältere Spielkameraden senden keine klaren Signale oder solche, die die Interaktion stören	-2 -1 1 2 NZ	Ältere Spielkameraden senden klare Signale, die die Interaktion unterstützen	
Ältere Spielkameraden werden vom Spieler dominiert oder dominieren den Spieler	-2 -1 1 2 NZ	Ältere Spielkameraden nehmen gleichberechtigt wie der Spieler teil	
Reaktion jüngerer Spielkameraden auf Signale des Spielers stört Interaktion	-2 -1 1 2 NZ	Reaktion jüngerer Spielkameraden auf Signale des Spielers fördert Interaktion	
Jüngere Spielkameraden senden keine klaren Signale oder solche, die die Interaktion stören	-2 -1 1 2 NZ	Jüngere Spielkameraden senden klare Signale, die die Interaktion unterstützen	
Jüngere Spielkameraden werden vom Spieler dominiert oder dominieren den Spieler	-2 -1 1 2 NZ	Jüngere Spielkameraden nehmen gleichberechtigt wie der Spieler teil	
Natürliche/hergestellte Gegenstände unterstützen nicht die Aktivität des Spielers	-2 -1 1 2 NZ	Natürliche/hergestellte Gegenstände unterstützen die Aktivität des Spielers	
Größe und Anordnung des Raums unterstützen nicht die Art des Spiels	-2 -1 1 2 NZ	Größe und Anordnung des Raums unterstützen Aktivität des Spielers	
Sensorische Umwelt lädt nicht angemessen zum Spielen ein	-2 -1 1 2 NZ	Sensorische Umwelt lädt angemessen zum Spielen ein	
Raum/Platz ist physisch nicht sicher	-2 -1 1 2 NZ	Raum/Platz ist physisch sicher	
Raum/Platz ist nicht zugänglich	-2 -1 1 2 NZ	Raum/Platz ist gut zugänglich	
Zusätzliche Kommentare:			

Abb. 9: TOES-Protokollbogen

Tabelle 2: Elemente zur Evaluation der sozialen und physischen Umwelt

Item	Beschreibung
Betreuer fördert Aktivitäten und Möglichkeiten des Spielers	▪ Eröffnet dem Spieler Möglichkeiten, wenn nötig (z. B. Ideen, Hinweise, Spielzeug), erleichtert Interaktion innerhalb der gesamten Gruppe (einschließlich des Spielers). ▪ Verhält sich so, dass zum Ausdruck kommt, dass Spiel und die Motivation des Spielers wichtig sind (z. B. unterbricht Spieler nicht oder stoppt das Spiel nicht unnötig). ▪ Reagiert auf Signale des Spielers mit Einverständnis. ▪ Ist bei Bedarf für Hilfe erreichbar. ▪ Respektiert Spieler. ▪ Verhält sich im Normalfall unaufdringlich. ▪ Gibt nur so viel Führung, wie zur Unterstützung des Spiels notwendig ist.
Betreuer hält sich an vereinbarte Regeln und Grenzen	▪ Regeln können flexibel sein, werden aber nicht unerwartet oder unsinnig geändert.
Betreuer hält sich an sinnvolle Regeln und Grenzen	▪ Genügend Regeln, damit sich der Spieler sicher und geborgen fühlt. ▪ Regeln sind nicht durch Machtkämpfe erreicht. ▪ Nicht übermäßig streng; flexibel wenn angemessen. ▪ Stillschweigende oder ausdrückliche Erlaubnis, Gegenstände, Aktivitäten, Art und Ort des Spiels auszuwählen.
Reaktion der Spielkameraden auf Signale des Spielers fördert Interaktion	▪ Verhalten sich dem Spieler gegenüber logisch und unterstützend. ▪ Warten auf Reaktionen (zeitlich). ▪ Tragen zum Spielfluss bei.
Spielkameraden senden klare Signale, die die Interaktion unterstützen	▪ Senden klare Botschaften, wie Spieler mit ihnen umgehen sollen. ▪ Botschaften spiegeln eine Fortführung des Rahmens oder logische Änderung wider.
Spielkameraden nehmen gleichberechtigt wie der Spieler teil	▪ Machen bei Aktivität mit. ▪ Passen Aktivität so an, dass sie für sie selbst und den Spieler ein Spiel ist. ▪ Tragen gute Ideen bei. ▪ Werden nicht vom Spieler unterdrückt. ▪ Haben Fertigkeiten für das Spiel. ▪ Spielen mit dem Spieler (statt ihn zu bestimmen). ▪ Kommandieren nicht herum, manipulieren nicht. ▪ Teilen seine Interessen. ▪ Scheinen in der Situation einverstanden mit Status und Rollen.
Natürliche/hergestellte Gegenstände unterstützen Aktivität und Motivation des Spielers	▪ Unterstützen Spieler in seinem Bemühen, Motivationen zu erfüllen. ▪ Machen Modifikation der Schwierigkeit möglich. ▪ Ausreichende Anzahl zur Unterstützung des Spiels. ▪ Erzeugen das Gefühl, dass man etwas damit machen möchte.
Größe und Anordnung des Raums unterstützen Aktivität des Spielers	▪ Erlauben Modifikation des Schwierigkeitsgrades. ▪ Grenzen des Raums zum Spielen werden deutlich, wenn erforderlich.
Sensorische Umwelt lädt angemessen zum Spielen ein	▪ Erfüllt die Bedürfnisse des Kindes (das wichtigste Element). ▪ Farben sind weder überstimulierend noch trübe. ▪ Art und Lautstärke der Geräusche sind dem Spiel zuträglich (Ärger, Weinen, Lachen, Plappern). ▪ Weder steril noch übermäßig vollgestopft. ▪ Angenehme Temperatur.
Raum/Platz ist physisch sicher	▪ Gegenstände oder Flächen stellen keine unmittelbare Gefahr für den Spieler dar.
Raum/Platz ist gut zugänglich	▪ Gegenstände befinden sich dort, wo der Spieler sie leicht erreichen kann. ▪ Es gibt genügend Bewegungsspielraum. ▪ Bietet körperliche Unterstützung, wie der Spieler sie braucht.

Fallbeispiele

Gleichgültig, ob Therapeuten Werte für ToP und TOES in die Bögen eintragen oder nicht – sie können auf einfache Weise systematisch die Spielfähigkeit ihrer jungen Klienten mit dem ToP untersuchen, indem sie einen Ansatz verfolgen, wie er im folgenden Beispiel dargestellt ist.

Fallbeispiel 1:

Daniel

Daniel ist ein vierjähriger Junge mit Verzögerungen in allen Bereichen der Entwicklung. Die größte Sorge bereitet, dass er nicht gut mit anderen Kindern spielt. Auch seine Interaktion mit Erwachsenen gibt Anlass zur Sorge. Mit seinen Eltern spricht er etwas, aber im Kindergarten, in den er täglich geht, spricht er fast gar nicht. Daniel wird 15 Minuten lang drinnen im Kindergarten beobachtet. Er gehört dort in eine Gruppe von Kindern im Alter von drei bis sechs Jahren. Zu Beginn der Beobachtung wandert Daniel scheinbar ziellos im Raum umher. Nach ein paar Minuten setzt er sich neben einer Burg hin, in der es Tier- und Menschenfiguren gibt. Er geht damit unbeholfen um. Er stellt einen Mann oben in den Turm, aber es gibt keine Anzeichen dafür, dass er ein Als-ob-Spiel betreibt, und die Aktivität entwickelt sich nicht weiter. Nach einer Weile kommt ein Mädchen, um mit ihm zu spielen. Sie nimmt einen Spielzeuglöwen in die Hand. Sie lässt diesen die Mauer der Burg hinauflaufen, wobei sie bedrohliche brüllende Geräusche macht. Daniel wiederholt ihre Aktionen, indem er seinen Löwen bewegt und brüllende Laute macht. Das Mädchen bewegt ihren Löwen auf Daniel zu und schüttelt ihn etwas, als ob er Kontakt aufnehmen wollte; Daniel wiederholt einfach den brüllenden Laut. Nachdem das Mädchen nach etlichen Wiederholungen keine Reaktion von Daniel bekam, geht es weg und spielt woanders. Daniel bleibt, wo er ist und wiederholt die Bewegungen des Löwen die Burg hinauf. Aber er macht weder Geräusche noch entwickelt er das Spiel weiter. Stattdessen sitzt er still bei der Burg und tut nichts.

Nach einer Weile geht Daniel von der Burg weg in ein anderes Zimmer. Auf dem Boden liegen Matratzen und Kissen, einige ältere Jungen springen darauf herum und haben, dem Lärm nach zu urteilen, viel Spaß dabei. Zurückhaltend macht Daniel beim Springen mit. Er fängt am Rand der Matratze an, vielleicht um abzuwarten, ob die anderen protestieren, springt dann weiter zur Mitte. Die älteren Jungen sehen ihn einladend an und machen ihm Platz, mit ihnen zu springen. Fünf Minuten lang springt Daniel und lächelt dabei; es scheint ihm zu gefallen, aber er lacht nicht oder gibt andere Anzeichen von Freude von sich. Dann hören die älteren Jungen auf zu springen und handeln ein neues Spiel aus. Daniel beobachtet sie, aber macht bei den Verhandlungen nicht mit. Als die Älteren anfangen zu spielen, sieht Daniel eine Weile lang zu und geht dann aus dem Zimmer.

Auf seinem Weg kommt Daniel an einigen Kindern vorbei, die mit einer Spielzeugeisenbahn spielen. Daniel bleibt stehen und sieht eine Weile zu. Als er ein Teil der Eisenbahn, das unbeachtet am Boden liegt, aufhebt, ruft ein jüngerer Junge: „Nein! Das ist meins. Geh weg!" Daniel zögert einen Moment und lässt dann den Wagen fallen. Er setzt sich hin, hebt ein Stück Schiene auf und hält es in der Hand, während er zusieht, wie die anderen spielen. Hier endet die Beobachtung.

Profil der Spielfähigkeit (Daniel)

Daniels Werte im ToP stehen in Abb. 10. Mithilfe der Werte zu den Items für jedes Element (Schlüsselbogen Abb. 6) wurde ein Spielfähigkeitsprofil für Daniel erstellt (Abb. 11). Jedes Element der Spielfähigkeit wird einzeln abgewogen und beurteilt, ehe sein Spielfähigkeitsprofil erstellt wird. Daniels ToP-Schlüsselbogen ist in Abb. 12 dargestellt.

Test zur Spielfähigkeit (ToP) (Version 4.0 – 5/05)

Kind: **Daniel** Alter: **4 Jahre** Bewerter: G. Skard (Drinnen) Draußen Video (Live) (Zutreffendes bitte einkreisen)	Zeitspanne 3 = fast immer 2 = meistens 1 = manchmal 0 = selten oder nie NZ = nicht zutreffend	Intensität 3 = hoch 2 = mittel 1 = etwas 0 = nicht NZ = nicht zutreffend	Fertigkeit 3 = große Fertigkeit 2 = mittlere Fertigkeit 1 = geringe Fertigkeit 0 = keine Fertigkeit NZ = nicht zutreffend

Item	Zsp	Int	Ftk	Kommentar
Engagiert sich aktiv	2	0	1	Fängt mehrere unzusammenhängende Spielthemen an, gelegentlich ist unklar, ob er überhaupt spielt
Entscheidet, was getan werden soll und wie	3			
Fühlt sich sicher genug, um zu spielen	3			
Überwindet Hindernisse, um mit einer Aktivität fortzufahren		1		
Modifiziert Aktivität, um Herausforderung zu erhalten oder um mehr Spaß zu haben			0	
Neckt andere spielerisch oder ist übermütig, macht Unfug	0		NZ	
Macht eine Aktivität aus reiner Lust und weniger wegen des Endproduktes	2			
Tut so als ob (jemand anders sein; einen Gegenstand als etwas anderes benutzen)	0		1	Er macht Löwengebrüll und bewegt den Löwen, es ist aber unklar, ob er so tut, als ob der Löwe brüllt, oder ob er nur das Mädchen kopiert
Bezieht Gegenstände oder andere Personen auf unkonventionel-le oder kreative Weise ins Spiel ein	0		NZ	
Verhandelt mit anderen, um seine Wünsche oder Bedürfnisse zu befriedigen			1	
Beteiligt sich an sozialem Spiel	1	0	1	
Unterstützt das Spiel anderer			0	
Kommt in eine Gruppe hinein, die bereits bei einer Aktivität ist			2	
Initiiert Spiel mit anderen			0	
Albert herum oder macht Witze	0		NZ	
Teilt (Spielzeug, Ausstattung, Freunde, Ideen)			0	Gibt etwas zu bereitwillig nach
Sendet bereitwillig verständliche Signale (verbal, durch Gesichtsausdruck, Körper)	1		1	
Reagiert auf Signale anderer			1	
Zeigt während des Spiels positiven Affekt		0		
Interagiert mit Gegenständen		1	1	
Wechselt mit Leichtigkeit von einem Spiel zu einem anderen über			1	

Abb. 10: Daniels Werte im ToP

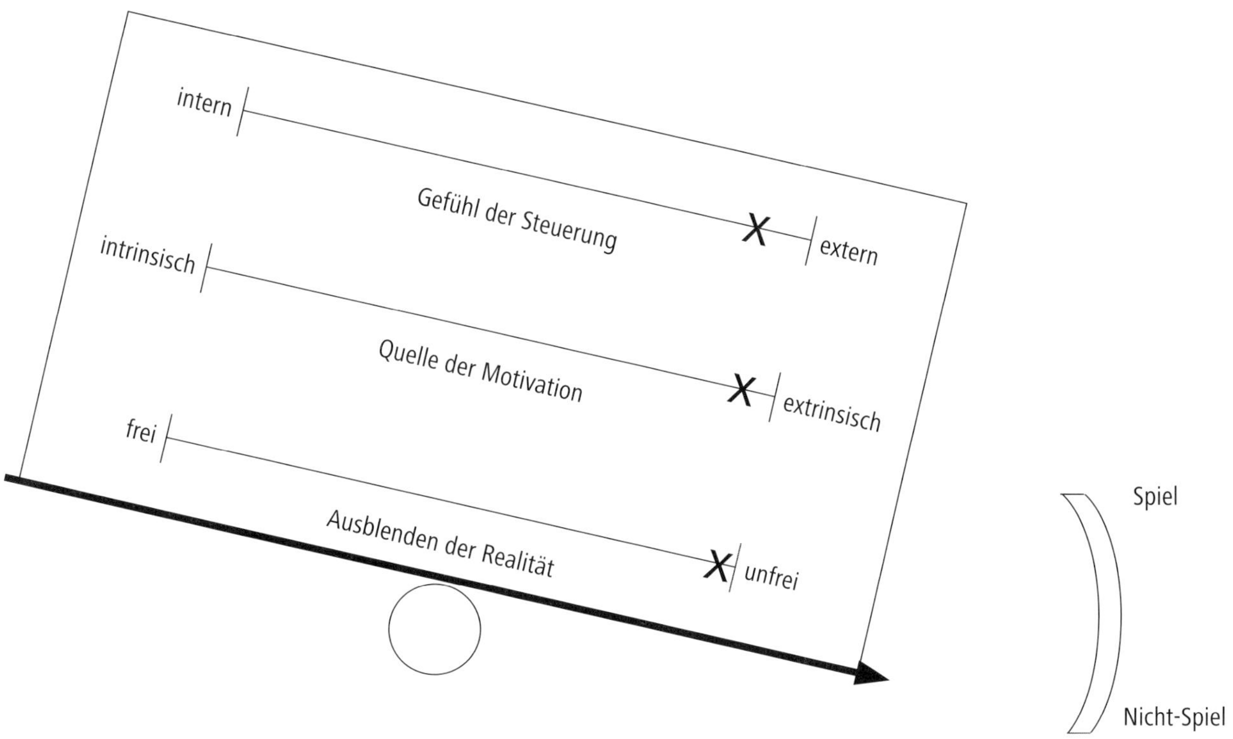

Abb. 11: Daniels Spielfähigkeitsprofil

Quelle der Motivation

Das Kreuz auf dem Kontinuum der Motivation ist ziemlich weit auf der „extrinsischen" Seite. Spielzeug und das Spiel anderer Kinder schienen Daniels Spielauswahl und das, was er tun wollte, zu beeinflussen. Er schien jedoch nicht ausreichend interessiert oder fähig, Hindernisse zu bewältigen (z. B. ging das Mädchen weg oder die älteren Jungen spielten etwas anderes), um weiterzuspielen. Die meiste Zeit zeigte er keinen besonders hohen Grad an Interesse, Engagement oder Affekt. (Der Grund dafür könnte sein, dass die zugänglichen Spiele und Spielzeuge zu schwierig für ihn waren). Das einzige deutliche Anzeichen für Interesse und Freude war die Sequenz, als er auf der Matratze sprang. In diesen fünf Minuten schien Daniel motiviert durch die Bewältigung der Umwelt (er kann springen und das Gleiche tun wie die älteren Jungen) (White, 1959) und durch das deutliche Spüren der grobmotorischen Aktivität (Caillois, 1979). Dies deutet darauf hin, dass Daniel motivierter wäre, wenn die Umwelt ihm Gelegenheit zu angemessener grobmotorischer Betätigung böte.

Gefühl der Steuerung

Das Kreuz auf dem Kontinuum der Steuerung ist ziemlich weit auf der „externen" Seite. Daniel schien sich sicher zu fühlen. Er entschied sich auch selbst für die Aktivitäten, die er machen wollte. Er ist derjenige, der entscheidet, solange er eine echte Option hat, etwas anderes zu tun; aktive Auswahl ist ein wichtiger Punkt. „Entscheidet" ist ein sehr einfaches Item. Der Gesamteindruck war jedoch, dass David kaum das Gefühl hatte, die Situation zu steuern. Besonders bei Items, bei denen es um gemeinsame Steuerung geht, erhielt er niedrige Werte.

Der Wert bei „Kommt in eine Gruppe hinein, die bereits bei einer Aktivität ist" ist erstaunlich hoch zwischen den vielen Werten von 1 oder 0. Diese soziale Fertigkeit stellt eine wichtige Ressource für die Entwicklung von Spielfähigkeit und sozialer Interaktion dar, daher lohnt es sich zu ergründen, warum Daniel hier so gut abschnitt; dies rührt vielleicht vom aktiven Training seiner sozialen Fertigkeiten her. Eine andere mögliche Erklärung wäre, dass grobmotorisches Spiel die einzige Aktivität während der Beobachtung war, die tatsächlich seinen Spielfähigkeiten entsprach.

Ausblenden der Realität

Das Kreuz auf dem Kontinuum zum Ausblenden der Realität liegt ebenfalls sehr weit in Richtung „unfrei". Kurzfristig zeigte Daniel ein Verhalten von „So-tun-als-ob" (Brüllen wie ein Löwe bei der Burg); aber es war nicht wirklich eindeutig, ob er so tat als ob, oder ob er einfach seine Spielkameradin nachmachte, ohne wirklich zu verstehen, was sie tat.

Rahmengebung

Obwohl Daniel tatsächlich einige schwache Signale gesendet hat, wie Spieler mit ihm umgehen sollten, waren sie so schwer zu erkennen, dass nur ein Spieler mit sehr hohen Fähigkeiten sie hätte lesen können. Andererseits schien Daniel aber die Signale anderer Kinder wahrzunehmen (wie seine Reaktion auf die Zurechtweisung des jüngeren Jungen zeigte), aber er schien sie nicht lesen zu können, außer wenn sie sehr direkt und deutlich waren (z. B. verstand er die Signale des Mädchens zum Rollenspiel nicht).

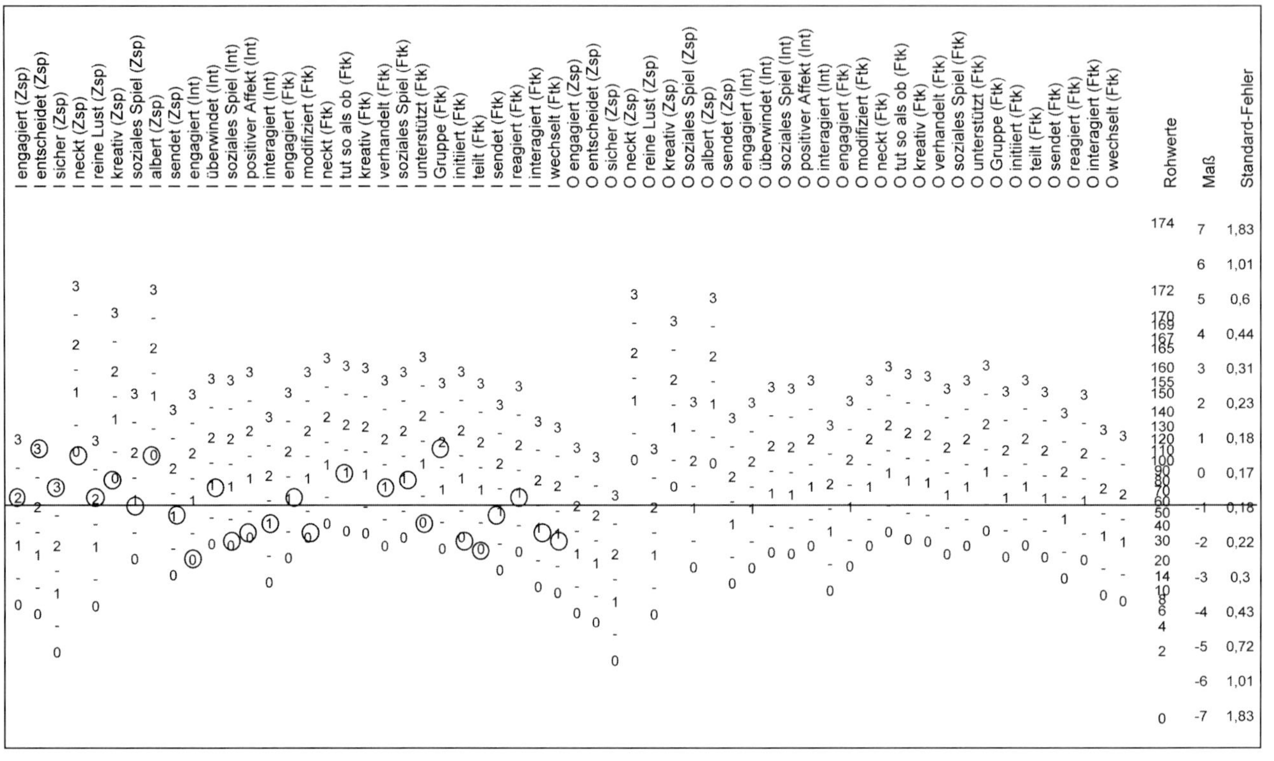

Abb. 12: Daniels Schlüsselbogen

Unterstützung durch die Umwelt (Daniel)

Die TOES-Werte für Daniel stehen in Abb. 13. Bei Anwendung des TOES zur Untersuchung von Daniels Spielfähigkeit wäre der erste Schritt gewesen, zu bestimmen, was Daniel während der beobachteten Zeit motivierte. Die Tatsache, dass er so wenig intrinsische Motivation zeigte, macht es jedoch etwas schwierig. Die einzige Phase mit deutlichen Anzeichen von Interesse und Freude war die Zeit, als er auf der Matratze sprang, eine Aktivität, die anscheinend von dem Wunsch nach Spüren motiviert war.

Um das Niveau festzulegen, auf dem die Umwelt Daniel unterstützte, müssen sowohl die soziale wie die physische Umwelt bedacht werden. Für die beobachtete Zeit müssen als relevante menschliche Faktoren die gleichaltrigen, älteren und jüngeren Spielkameraden in die Überlegungen mit einbezogen werden. Daniels gleichaltrige Spielkameradin verhielt sich ihm gegenüber konsequent und unterstützend. Sie machte bei seinem Spiel mit, sandte ihm klare Signale, wie sie spielen wollte. Sie brachte gute Ideen ein und wartete auf seine Reaktion, ehe sie schließlich aufgab und von Daniel wegging, als keine Reaktion erfolgte. Daniel schien außerstande, auf ihre Initiative zu reagieren.

Die älteren Spielkameraden schienen durch ihre Reaktion auf Daniels Signale den Ablauf zu unterstützen. Sie verhielten sich logisch und unterstützend, obwohl sie ihn nicht aktiv als gleichberechtigt einbezogen. Und als sie die neue Aktivität planten, schien Daniel für sich keine Rolle zu finden und zog es vor zu gehen.
Der Jüngere mit der Eisenbahn verhielt sich Daniel gegenüber nicht angemessen und unterstützend, er war unfähig, seine Freunde, den Raum oder selbst das Spielzeug, mit dem er gerade nicht spielte, zu teilen, als Daniel dazukam.
In Bezug auf die physische Umwelt müssen der Raum und die verfügbaren Gegenstände bedacht werden. Der Raum war physisch sicher und hatte für viele Kinder genügend Angebote. Daniel schien jedoch für grobmotorische Aktivitäten motiviert, und der einzige Ort dafür war von einer Gruppe älterer Kinder besetzt. Außerdem schienen keine anderen Gegenstände (etwa die Burg und die Figuren) Daniels Motivation zu unterstützen. Daniel hätte wahrscheinlich besser mit Spielzeug für jüngere Kinder gespielt, aber in einem Kindergarten für 3- bis 6-Jährige sind solche Spielsachen nicht vorhanden.

Test zur Unterstützung durch die Umwelt (TOES)

Name des Kindes: **Daniel**	Erkennbare Quelle(n) der Motivation:
Datum der Beobachtung: X.X.2005	**Spielzeug und grobmotorische Aktivitäten**
Geburtsdatum: XX	Ort der Beobachtung: **Kindergarten, drinnen**
Alter bei Beobachtung: **4 Jahre**	Untersucher: G. Skard

Einstufung der Items 2 = entspricht stark der Beschreibung rechts 1 = entspricht etwas der Beschreibung rechts -1 = entspricht etwas der Beschreibung links -2 = entspricht stark der Beschreibung links NZ = nicht zutreffend			Kommentar
Reaktion gleichaltriger Spielkameraden auf Signale des Spielers stört Interaktion	-2 -1 1 (2) NZ	Reaktion gleichaltriger Spielkameraden auf Signale des Spielers fördert Interaktion	
Gleichaltrige Spielkameraden senden keine klaren Signale oder solche, die die Interaktion stören	-2 -1 1 (2) NZ	Gleichaltrige Spielkameraden senden klare Signale, die die Interaktion unterstützen	
Gleichaltrige Spielkameraden werden vom Spieler dominiert oder dominieren den Spieler	-2 -1 1 (2) NZ	Gleichaltrige Spielkameraden nehmen gleichberechtigt wie der Spieler teil	
Reaktion älterer Spielkameraden auf Signale des Spielers stört Interaktion	-2 -1 1 (2) NZ	Reaktion älterer Spielkameraden auf Signale des Spielers fördert Interaktion	
Ältere Spielkameraden senden keine klaren Signale oder solche, die die Interaktion stören	-2 -1 1 (2) NZ	Ältere Spielkameraden senden klare Signale, die die Interaktion unterstützen	
Ältere Spielkameraden werden vom Spieler dominiert oder dominieren den Spieler	-2 -1 (1) 2 NZ	Ältere Spielkameraden nehmen gleichberechtigt wie der Spieler teil	
Reaktion jüngerer Spielkameraden auf Signale des Spielers stört Interaktion	(-2) -1 1 2 NZ	Reaktion jüngerer Spielkameraden auf Signale des Spielers fördert Interaktion	
Jüngere Spielkameraden senden keine klaren Signale oder solche, die die Interaktion stören	(-2) -1 1 2 NZ	Jüngere Spielkameraden senden klare Signale, die die Interaktion unterstützen	
Jüngere Spielkameraden werden vom Spieler dominiert oder dominieren den Spieler	(-2) -1 1 2 NZ	Jüngere Spielkameraden nehmen gleichberechtigt wie der Spieler teil	
Natürliche/hergestellte Gegenstände unterstützen nicht die Aktivität des Spielers	-2 (-1) 1 2 NZ	Natürliche/hergestellte Gegenstände unterstützen die Aktivität des Spielers	
Größe und Anordnung des Raums unterstützen Spieler nicht	-2 (-1) 1 2 NZ	Größe und Anordnung des Raums lädt zum Spielen ein	
Sensorische Umwelt lädt nicht angemessen zum Spielen ein	-2 -1 1 (2) NZ	Sensorische Umwelt lädt angemessen zum Spielen ein	
Raum/Platz ist physisch nicht sicher	-2 -1 1 (2) NZ	Raum/Platz ist physisch sicher	
Raum/Platz ist nicht zugänglich	-2 -1 1 (2) NZ	Raum/Platz ist gut zugänglich	
Zusätzliche Kommentare:			

Abb. 13: Daniels TOES-Bogen (nur relevante Items sind aufgeführt)

Zusammenfassung (Daniel)

Wenn man alles berücksichtigt, kommt man zu der Einschätzung, dass Daniel kein besonders spielfähiges Kind ist. Er hat im Schlüsselbogen einen Rohwert von etwa 65 und einen Gesamtwert knapp über -1 (siehe Abb. 12). Daniels Wert in Bezug zur gesamten Stichprobe ist aus Abb. 8 zu ersehen. Dieses Profil lässt teilweise interne Faktoren von Daniel erkennen, mögliche Tendenzen für Spielfähigkeit wurden aber nicht angemessen durch die Umwelt unterstützt.

Fallbeispiel 2:

Derja

Derja ist ein viereinhalbjähriges Mädchen mit spastischer hemiparetischer Zerebralparese. Betroffen ist die rechte Seite, sie braucht einen Rollator, um sich im Kindergarten, den sie täglich besucht, fortzubewegen. Sie kann Bewegungen im spastischen Arm relativ gut steuern, hat aber Probleme mit der taktilen Unterscheidung in der Hand. Es gibt keine Anzeichen für eine Lernbehinderung. Sie hat allerdings leichte Einschränkungen im Gesichtsfeld rechts. Die Artikulation bereitet ihr ebenfalls etwas Probleme, aber sonst scheinen keine Sprachprobleme vorzuliegen.

Derja wird 15 Minuten lang beim Spiel drinnen im Kindergarten beobachtet, in dem sie das einzige behinderte Kind ist. Zu Beginn der Beobachtung nähert sich Derja einer Gruppe von Gleichaltrigen, die in einer Ecke auf dem Boden sitzt und mit Barbiepuppen spielt. Derja versucht sich neben die Gruppe zu setzen, aber ihr Rollator steht im Weg und ist in Gefahr, Spielzeug umzuwerfen. Die Mädchen protestieren etwas und versuchen das Spielzeug zu retten, aber sobald Derja sitzt, setzen sie sofort ihr Spiel fort. Derja beginnt, mit einer Puppe zu spielen, die von keinem Kind genommen wurde. Sie findet ein Kleid und eine Jacke, die sie von ihrem Sitzplatz erreichen kann. Sie zeigt und bittet höflich, ob ihr jemand ein Paar Schuhe und einen Hut reichen kann, an die sie nicht herankommt. Etwa fünf Minuten lang zieht Derja die Puppe unter großen Schwierigkeiten an. Sie scheint sich sehr zu konzentrieren und müht sich ab, den Klettverschluss an Jacke und Kleid zu schließen. Während dieser Zeit beachtet Derja die anderen Mädchen nicht, und diese beachten sie nicht. Die Mädchen wechseln ständig die Kleidung der Puppen und tun so, als ob die Puppen sich um Babys kümmern. Ihre Puppen reden, trinken Kaffee, essen Mittag, aber nach einer Weile scheint sich das Spiel nicht mehr viel weiterentwickelt zu haben. Als Derjas Puppe schließlich mit Schuhen und Hut bekleidet ist, kann sie ihre Aufmerksamkeit der Spielinteraktion widmen. Sie bewegt ihre Puppe auf die anderen zu und sagt: „Jetzt komme ich." Dann versucht sie, ihre Puppe auf einen Stuhl am Spielzeugtisch zu setzen und stößt diesen dabei um. Sie tut so, als ob die Puppe Angst hat zu fallen, und schreit: „Ich falle um. Hilfe! Hilfe!" Alle Mädchen lachen. Eines hilft Derjas Puppe, sich hinzusetzen und bietet ihr eine Tasse Kaffee an. Derja tut so, als ob ihre Puppe trinkt und macht dabei selbst die entsprechenden Geräusche. Derjas Teilnahme scheint dem Spiel ein paar Minuten lang neues Leben einzuhauchen, aber dann gehen die anderen Mädchen weg und spielen etwas anderes. Derja bleibt zurück und spielt mit ihrer Puppe weiter. Sie deckt den Tisch mit Tassen und Tellern. Sie lässt die Puppen miteinander reden. Sie setzt sie um und lässt eine ein Baby hochnehmen und in den Kinderwagen legen. Sie lässt die Puppe den Kinderwagen schaukeln, während sie mit leiser Stimme ein Wiegenlied singt. Derja spielt immer noch allein, als die 15-minütige Beobachtung zu Ende ist.

Profil der Spielfähigkeit (Derja)

Derjas Werte im ToP stehen in Abb. 14. Aufgrund der Werte zu den Items für jedes Element wurde für Derja ein Profil erstellt (Abb. 15). Ihr Schlüsselbogen findet sich in Abb. 16.

Test zur Spielfähigkeit (ToP)

Kind: **Derja** Alter: **4,5 Jahre** Bewerter: G. Skard Drinnen Draußen Video Live (Zutreffendes bitte einkreisen)	**Zeitspanne** 3 = fast immer 2 = meistens 1 = manchmal 0 = selten oder nie NZ = nicht zutreffend	**Intensität** 3 = hoch 2 = mittel 1 = etwas 0 = nicht NZ = nicht zutreffend	**Fertigkeit** 3 = große Fertigkeit 2 = mittlere Fertigkeit 1 = geringe Fertigkeit 0 = keine Fertigkeit NZ = nicht zutreffend

Item	**Zsp**	**Int**	**Ftk**	**Kommentar**
Engagiert sich aktiv	3	3	3	
Entscheidet, was getan werden soll und wie	3			
Fühlt sich sicher genug, um zu spielen	3			
Überwindet Hindernisse, um mit einer Aktivität fortzufahren		3		Ihr Mangel an Bewegungssteuerung und taktiler Unterscheidung in der Hand sind größere Hindernisse.
Modifiziert Aktivität, um Herausforderung zu erhalten oder um mehr Spaß zu haben			2	
Neckt andere spielerisch oder ist übermütig, macht Unfug	0		NZ	
Macht eine Aktivität aus reiner Lust und weniger wegen des Endproduktes	3			
Tut so als ob (jemand anders sein; einen Gegenstand als etwas anderes benutzen)	2		3	
Bezieht Gegenstände oder andere Personen auf unkonventionelle oder kreative Weise ins Spiel ein	0		NZ	
Verhandelt mit anderen, um seine Wünsche oder Bedürfnisse zu befriedigen			3	
Beteiligt sich an sozialem Spiel	2	2	1	
Unterstützt das Spiel anderer			2	
Kommt in eine Gruppe hinein, die bereits bei einer Aktivität ist			3	Kommt ohne Anstrengung dazu, selbst wenn sie wegen Bewegungsproblemen in Gefahr ist, Spielzeug umzuwerfen.
Initiiert Spiel mit anderen			NZ	
Albert herum oder macht Witze	1		3	Wendet ein potenzielles Problem in etwas Positives um, indem sie auf komische Weise vorgibt zu fallen.
Teilt (Spielzeug, Ausstattung, Freunde, Ideen)			3	
Sendet bereitwillig verständliche Signale (verbal, durch Gesichtsausdruck, Körper)	3		3	
Reagiert auf Signale anderer			3	
Zeigt während des Spiels positiven Affekt		1		
Interagiert mit Gegenständen		3	3	
Wechselt mit Leichtigkeit von einem Spiel zu einem anderen über			NZ	

Abb. 14: Derjas Werte im ToP-Protokollbogen

Quelle der Motivation

Auf dem Kontinuum der Motivation befindet sich das Kreuz relativ weit in Richtung intrinsisch, da Derja bei allen Items dieses Elements hohe Werte erhielt. Trotz ihrer offensichtlichen Bewegungsprobleme blieb sie fast während der gesamten 15 Minuten aktiv und intensiv mit den Puppen engagiert. Dabei schien sie ihren Spaß zu haben, zeigte aber keine besondere Begeisterung. Die meiste Zeit schien sie sich so sehr auf die entstehenden Schwierigkeiten zu konzentrieren, dass sie keine Freude erkennen ließ. Das wird häufig bei Spielern aller Altersgruppen beobachtet; ausgesprochene Freude zeigt sich nur bei bestimmten Aktivitäten wie z. B. grobmotorisches Spiel oder Spiel als Vorführung (z. B. als Clown oder Komödianten oder sogar das Spiel, ein Kind zu spielen).
Zusätzlich zu der Interaktion mit Gleichaltrigen scheint es wahrscheinlich, dass das Beherrschen und die Erfahrung, mit den Puppen „Haus" zu spielen, die hauptsächliche Motivationsquelle für Derja darstellen. Dieser Eindruck stützt sich auf ihr Beharren beim Anziehen der Puppe, was für sie sehr schwierig war, und auf die Tatsache, dass sie zurückblieb und allein mit den Puppen weiterspielte, nachdem die anderen sich einem anderen Spiel zugewandt hatten.

Gefühl der Steuerung

Das Kreuz auf dem Kontinuum der Steuerung befindet sich zwar ziemlich weit zur internen Seite hin, aber auch weiter zur Mitte als bei der Motivation. Derja erreichte höhere Werte bei der Selbststeuerung als bei der geteilten Steuerung (z. B. „soziales Spiel" und „das Spiel anderer unterstützen"). Dies steht bei ihren taktilen Problemen und daraus folgender Bewegungssteuerung zu erwarten, weil geteilte Steuerung schwieriger ist als Selbststeuerung. Das Anziehen der Puppe ist für sie sehr schwierig, und das macht es schwer, auf geteilte Steuerung zu achten. Derja schien sich sicher zu fühlen und die Entscheidungen für die Aktivität zu treffen, auf die sie sich konzentrierte. Anziehen und Rollenspiel waren wichtige Teile der Aktivität, die die anderen Mädchen gleichzeitig ausführten. Derja schien für sich die Schwierigkeit aufzuteilen, indem sie die Aktivitäten nacheinander ausführte. Als sie das für sie schwierige Anziehen ausführte, musste sie all ihre Aufmerksamkeit auf das Steuern ihrer Bewegungen richten. In dieser Phase beteiligte sie sich nicht an irgendeiner Form von interaktivem Spiel. Später, als die Puppe fertig angezogen war, wandte sie sich dem So-tun-als-ob-Spiel und der sozialen Interaktion zu und zog die Puppe nicht wieder aus.
Derjas Werte für soziale Fertigkeiten sind relativ niedrig, aber hauptsächlich wegen ihrer Behinderung. Der kurze Moment der Clownerei zeigte, wie geschickt sie die positive Aufmerksamkeit der anderen erlangte und die anderen Kinder ermutigte, ihrer Führung zu folgen.

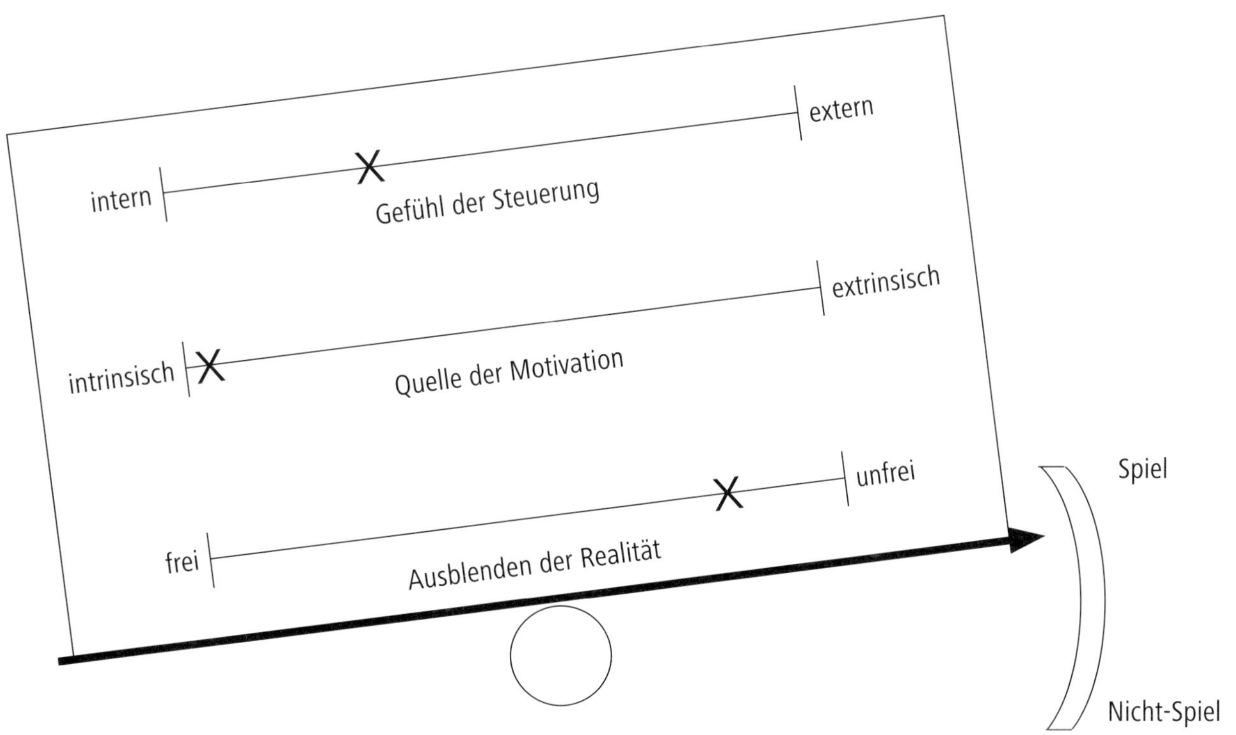

Abb. 15: Derjas Spielfähigkeitsprofil

Ausblenden der Realität

Bei diesem Kontinuum befindet sich das Kreuz in der Nähe der „unfreien" Seite. Das bedeutet, dass außer bei dem Als-ob-Spiel und der kurzen Clownerei die Gesamttransaktion ziemlich stark von der objektiven Realität eingeschränkt war. Auch hier schien Derjas Behinderung ihre Ausführung zu beeinflussen. Ein Item zu Ausblenden der Realität, nämlich das Benutzen von Gegenständen oder anderen Personen auf unkonventionelle oder unterschiedliche Weise, fand überhaupt nicht statt; alle Spielsachen wurden in der vorgesehenen Weise benutzt.

Rahmengebung

Derja schien in allen Items sehr gut zu sein, die den Rahmen betreffen. Es gab offensichtlich keine Punkte, bei denen sie nicht in erwarteter Weise interagiert hätte, und es war leicht zu erkennen, was sie wollte. Überdies war die Spielphase ganz zusammenhängend.

Unterstützung durch die Umwelt (Derja)

Die TOES-Werte für Derja finden sich in Abb. 17. Bei der Benutzung des TOES für die Untersuchung von Derjas Umwelt kommt es zunächst darauf an, festzustellen, was sie während der Beobachtung motivierte. Natürlich kann ein Beobachter nie ganz sicher sein, was die Motivationsquelle eines Spielers ist, aber es macht Sinn zu überlegen, was der Spieler aus der Aktivität gewinnt, in die er sich begibt. Wie bereits angedeutet, ist es sehr wahrscheinlich, dass zusätzlich zu der Interaktion mit den anderen Mädchen das Bewältigen des Anziehens und die Erfahrung des „Haus"-Spiels mit den Puppen Derjas Hauptquelle der Motivation war.

In dieser Spielsituation ist der einzige zu berücksichtigende soziale Faktor die Beziehung zu den gleichaltrigen Mädchen. Obwohl die Interaktionsphase zwischen Derja und den Spielkameradinnen sehr kurz war, schien die Reaktion auf Derjas Signale das Spiel zu unterstützen. Die Signale der Spielkameradinnen waren völlig klar und machten es ihr leicht, in die Gruppe zu kommen und mitzuspielen, als sie so weit war. Ein weiterer wichtiger Punkt ist, dass alle als gleichberechtigte Spieler teilnahmen.

In der physischen Umwelt unterstützten die Gegenstände Derjas Aktivität relativ gut. Obwohl die kleinen Kleider und einzelnen Zubehörteile für Barbiepuppen ein signifikantes Problem für Derja darstellten, half ihr ihre Motivation für diese Puppen, sich dieser Herausforderung zu stellen. Wahrscheinlich hätte eine Modifikation der Schwierigkeiten durch Anbieten anderer Puppen mit weniger Accessoires keine größere Unterstützung dargestellt. Größe und Anordnung des Raumes waren dagegen nicht unterstützend für Derjas Partizipation. In der Puppenecke war nicht genug Platz, dass Derja sich mit ihrem Rollator bewegen konnte, ohne etwas umzustoßen. Für sie wäre es wahrscheinlich besser gewesen, wenn es einen Tisch und Stühle gegeben hätte, an denen sie hätte spielen können, statt auf dem Boden zu sitzen. Das hätte es ihr wahrscheinlich auch ermöglicht, aufzustehen und ihren Spielkameradinnen zu folgen, als diese weggingen, um etwas anderes zu machen, sofern Derja es gewollt hätte. Andererseits bot die sensorische Umwelt des Kindergartens genug Angebote, um zu spielen, und der Raum war auf jeden Fall sicher.

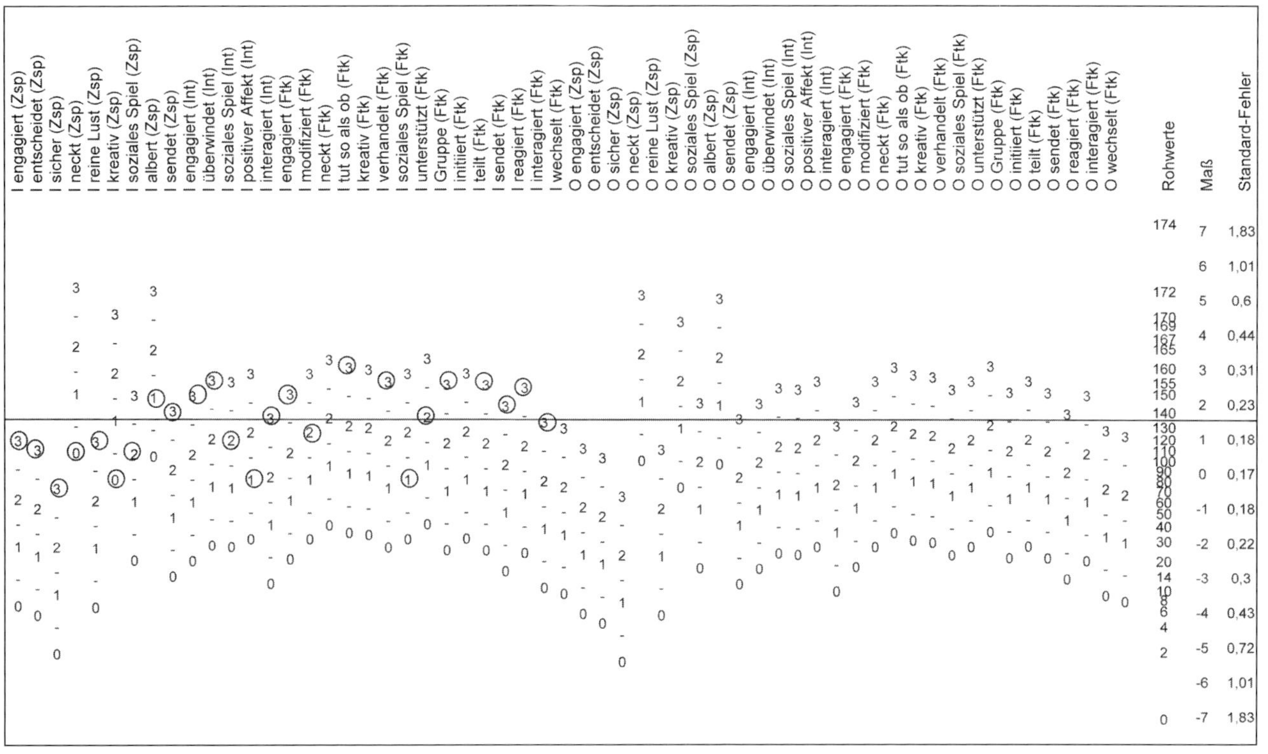

Abb. 16: Derjas Schlüsselbogen

Test zur Unterstützung durch die Umwelt (TOES)

Name des Kindes: **Derja**	Erkennbare Quelle(n) der Motivation: **Soziale Interaktion mit Gleichaltrigen, Erleben und Gefühl beim Spiel mit Puppen**
Datum der Beobachtung: X.X.2005	
Geburtsdatum: XX	Ort der Beobachtung: Kindergarten, drinnen
Alter bei Beobachtung: 4 ½ Jahre	Untersucher: G. Skard

Einstufung der Items 2 = entspricht stark der Beschreibung rechts 1 = entspricht etwas der Beschreibung rechts -1 = entspricht etwas der Beschreibung links -2 = entspricht stark der Beschreibung links NZ = nicht zutreffend			Kommentar
Reaktion gleichaltriger Spielkameraden auf Signale des Spielers stört Interaktion	-2 -1 1 (2) NZ	Reaktion gleichaltriger Spielkameraden auf Signale des Spielers fördert Interaktion	
Gleichaltrige Spielkameraden senden keine klaren Signale oder solche, die die Interaktion stören	-2 -1 1 (2) NZ	Gleichaltrige Spielkameraden senden klare Signale, die die Interaktion unterstützen	
Gleichaltrige Spielkameraden werden vom Spieler dominiert oder dominieren den Spieler	-2 -1 1 (2) NZ	Gleichaltrige Spielkameraden nehmen gleichberechtigt wie der Spieler teil	
Natürliche/hergestellte Gegenstände unterstützen nicht die Aktivität des Spielers	-2 -1 (1) 2 NZ	Natürliche/hergestellte Gegenstände unterstützen Aktivität des Spielers	
Größe und Anordnung des Raums unterstützen Spieler nicht	-2 (-1) 1 2 NZ	Größe und Anordnung des Raums unterstützen Spieler	
Sensorische Umwelt lädt nicht angemessen zum Spielen ein	-2 -1 1 (2) NZ	Sensorische Umwelt lädt angemessen zum Spielen ein	
Raum/Platz ist physisch nicht sicher	-2 -1 1 (2) NZ	Raum/Platz ist physisch sicher	
Raum/Platz ist nicht zugänglich	-2 (-1) 1 2 NZ	Raum/Platz ist gut zugänglich	
Zusätzliche Kommentare:			

Abb. 17: Derjas TOES-Bogen (nur relevante Items sind aufgeführt)

Zusammenfassung (Derja)

Insgesamt gesehen beschreibt Derjas Profil ein relativ spielfreudiges Kind, das in einer relativ gut unterstützenden Umwelt spielte. Derja erreichte einen Rohwert von etwa 135 und einen Gesamtwert zwischen 1 und 2 (siehe Abb. 16). Ihre Werte in Bezug auf die gesamte Stichprobe sind aus Abb. 8 ersichtlich.

Literatur

Bailey, D. B., Jr., McWilliam, R. A., Ware, W. B. & Burchinal, M. A. (1993). Social interactions of toddlers and preschoolers in same-age and mixed age play groups. Journal of Applied Developmental Psychology, 14, 261-267.

Barker, R. G. (1968). Ecological psychology: Concepts and methods for studying the environment of human behavior. Stanford, CA: Stanford University.

Barnett, L. (1991). The playful child: Measurement of a disposition to play. Play and Culture, 4, 51-74.

Bateson, G. (1971). The message, "this is play." In: R. E. Herron & B. Sutton-Smith (Eds.), Child's play (pp. 261-269). New York: John Wiley & Sons.

Bateson, G. (1972). Toward a theory of play and phantasy. In: G. Bateson (Ed.), Steps to an ecology of the mind (pp. 14-20). New York: Bantam.

Berlyne, D. (1966). Notes on intrinsic motivation and intrinsic reward in relation to instruction. In: J. Bruner (Ed.), Learning about learning (Cooperative Research Monograph No. 15). Washington, DC: U.S. Department of Health, Education, and Welfare, Office of Education.

Brentnall, J. (2005). The effect of the length of observation on the test-retest reliability of the Test of Playfulness (Unpublished honours thesis, University of Sydney, Sydney, Australia).

Bronson, M. & Bundy, A. C. (2001). A correlational study of the Test of Playfulness and the Test of Environmental Supportiveness. Occupational Therapy Journal of Research, 21, 223-240.

Bundy, A. C. (1991). Play theory and sensory integration. In: A. G. Fisher, E. A. Murray & A. C. Bundy (Eds.), Sensory integration: Theory and practice (pp. 48-68). Philadelphia: F.A. Davis.

Bundy, A. C. (1993). Assessment of play and leisure: Delineation of the problem. American Journal of Occupational Therapy, 47, 217-222.

Bundy, A. C. (1997). Play and playfulness: What to look for. In: L. D. Parham & L. S. Fazio (Eds.), Play in occupational therapy for children (pp. 56-62). St. Louis: Mosby.

Bundy, A., Nelson, L., Metzger, M. & Bingaman, K. (2001). Validity and reliability of a test of playfulness. Occupational Therapy Journal of Research, 21(4), 276-292.

Caillois, R. (1979). Man, play and games. New York: Schocken.

Csikszentmihalyi, M. (1990). Flow: The psychology of optimal experience. New York: Harper Perennial.

Eccles, J. S., Midgley, C., Wigfield, A., Buchanan, C. M., Reuman, D., Flanagan, C. et al. (1993). Development during adolescence: The impact of stage-environment fit on young adolescents' experiences in schools and families. American Psychologist, 48, 90-101.

Gibson, J. J. (1979). The ecological approach to visual perception. Boston: Houghton Mifflin.

Griffith, L. R. (2000). Hispanic American children and the Test of Playfulness (Unpublished master's thesis, Colorado State University, Ft. Collins, CO).

Guitard, P., Ferland, F. & Dutil, E. (2005). Toward a better understanding of playfulness in adults. Occupational Therapy Journal of Research, 25, 9-22.

Harding, P. S. (1997). Validity and reliability of a Test of Environmental Supportiveness (Master's thesis, Colorado State University, Ft. Collins, CO).

Harkness, L. & Bundy, A. C. (2001). Playfulness and children with physical disabilities. Occupational Therapy Journal of Research, 21, 73-89.

Healthy Toronto 2000 Subcommittee (1988). Healthy Toronto 2000. Toronto, Ontario, Canada: Board of Health, City of Toronto.

Hess, L. & Bundy, A. C. (2003). The association between playfulness and coping in adolescents. Physical and Occupational Therapy in Pediatrics, 23(2), 5-17.

Holaday, B., Swan, J. H. & Turner-Henson, A. (1997). Images of the neighborhood and activity patterns of chronically ill school age children. Environment and Behavior, 29, 348-373.

Holland, J. L. (1966). The psychology of vocational choice: A theory of personality types and model environments. Waltham, MA: Blaisdell.

Jennings, K. D. & MacTurk, R. H. (1995). The motivational characteristics of infants and children with physical and sensory impairments. In: R. H. MacTurk & G. A. Morgan (Eds.), Mastery motivation: Origins, conceptualizations and applications (pp. 201-219). Norwood, NJ: Ablex Publishing.

Jordan, S. A., Wellborn, W. R. III, Kovnick, J. & Saltzstein, R. (1991). Understanding and treating motivation difficulties in ventilator-dependent SCI patients. Paraplegia, 29, 431-442.

Kielhofner, G. W. (1995). A model of human occupation: Theory and application (2nd ed.). Baltimore: Williams & Wilkins.

Kooij, R. V. (1989). Research on children's play. Play & Culture, 2, 20-34.

Kooij, R. V. & Vrijhof, H. J. (1987). Play and development. Topics in Learning Disabilities, 1, 57-67.

Leipold, E. & Bundy, A. C. (2000). A comparison of playfulness of children with attention deficit hyperactive disorder and children with no known disorder. Occupational Therapy Journal of Research, 20, 61-82.

Letts, L., Lew, M., Rigby, P., Cooper, B., Stewart, D. & Strong, S. (1994). Person-environment assessments in occupational therapy. American Journal of Occupational Therapy, 48, 608-618.

Lewin, K. (1955). Dynamic theory of personality. New York: McGraw-Hill.

Lieberman, J. N. (1977). Playfulness: Its relationship to imagination and creativity. New York: Academic Press.

Magnussen, D. (1981). Wanted: A psychology of situations. In: D. Magnussen (Ed.), Toward a psychology of situations: An interactional perspective (pp. 9-32). Hillsdale, NJ: Lawrence Erlbaum.

Meakins, C., Bundy, A. C. & Gliner, J. (2005). Reliability and validity of the Experience of Leisure Scale (TELS). In: F. McMahon, D. E. Lytle & B. Sutton-Smith (Eds.), Play: An interdisciplinary synthesis (pp. 255-267). Play & Culture Studies, Vol. 6. Lanham, MD: University Press of America.

Morrison, C. D., Bundy, A. C. & Fisher, A. G. (1991). The contribution of motor skills and playfulness to the play performance of preschoolers. American Journal of Occupational Therapy, 45, 687-694.

Muneto, P. K. (2002). The development of additional items for the Test of Playfulness (Unpublished master's thesis, Colorado State University, Ft. Collins, CO).

Neumann, E. A. (1971). The elements of play. New York: MSS Information.

Nichols, K. (1997). Relationship between live and videotape scores on the Test of Playfulness (Unpublished master's thesis, Colorado State University, Ft. Collins, CO).

O'Brien, J. C. & Shirley, R. J. (2001). Does playfulness change over time? A preliminary look using the Test of Playfulness. Occupational Therapy Journal of Research, 21, 132-139.

O'Connor, B. P. & Vallerand, R. J. (1994). Motivation, self -determination, and person-environment fit as predictors of psychological adjustment among nursing home residents. Psychology and Aging, 9, 189-194.

Pacheo, A. M. & Lucca-Irizarry, N. (1995). Relations between environmental psychology and allied fields: Research implications. Environment and Behavior, 27, 100-108.

Pervin, L. A. (1968). Performance and satisfaction as a function of individual-environment fit. Psychological Bulletin, 69, 56-68.

Phillips, H. A. (1998). Guatemalan and Nicaraguan children and the Test of Playfulness (Unpublished master's thesis, Colorado State University, Ft. Collins, CO).

Porter, C. A. & Bundy, A. C. (2000). Validity and reliability of three tests of playfulness with African American children and their parents. In: S. Reifel (Ed.), Play and culture studies (Vol. 3): Theory in context and out (pp. 315-334). Westport, CT: Ablex Publishing.

Rowles, G. D. (1991). Beyond performance: Being in place as a component of occupational therapy. American Journal of Occupational Therapy, 45, 265-271.

Rubin, K., Fein, G. G. & Vandenberg, B. (1983). Play. In: P. H. Mussen (Ed.), Handbook of child psychology: Vol. 4, Socialization, personality and social development (4th ed., pp. 693-774). New York: John Wiley & Sons.

Saunders, L., Sayer, M. & Goodale, A. (1999). The relationship between playfulness and coping in preschool children: A pilot study. American Journal of Occupational Therapy, 53, 221-226.

Scott, F. C. (2003). The test-retest reliability of the Test of Playfulness (Unpublished master's thesis, University of Toronto, Toronto, Ontario, Canada).

Smith, P. K., Takhvar, M., Gore, N. & Vollstedt, P. (1985). Play in young children: Problems of definition, categorization, and measurement. Early Child Development and Care, 19, 25-41.

Stern, D. N. (1985). The interpersonal world of the infant: a view from psychoanalysis and developmental psychology. New York: Basic Books.

Stern, G. G. (1970). People in context: Measuring person -environment congruence in education and industry. New York: John Wiley & Sons.

Tyler, R. G. (1996). Influence of gender and environment on the Test of Playfulness (Master's thesis, Colorado State University, Ft. Collins, CO).

Vandenberg, B. (1981). Environmental and cognitive factors in social play. Journal of Experimental Child Psychology, 31, 169-175.

White, R. (1959). Motivation reconsidered: The concept of competence. Psychological Review, 66, 297-323.

Wicker, A. W. (1987). Behavior settings reconsidered: Temporal stages, resources, internal dynamics, context. In: D. Stokols & I. Altman (Eds.), Handbook of environmental psychology (pp. 613-653). New York: John Wiley & Sons.

Wright, B. D. & Masters, G. N. (1982). Rating scale analysis. Chicago: MESA.

Wright, B. D. & Stone, M. H. (1979). Best test design. Chicago: MESA.

Zusätzliche Literatur

Bond, T. G. & Fox, C. M. (2001). Applying the Rasch Model: Fundamental measurement in the human sciences. Mahwah, NJ: Lawrence Erlbaum.

ToP-Protokollbogen

Kind: Alter: Bewerter: Drinnen Draußen Video Live (Zutreffendes bitte einkreisen)	Zeitspanne **(Zsp)** 3 = fast immer 2 = meistens 1 = manchmal 0 = selten oder nie NZ = nicht zutreffend	Intensität **(Int)** 3 = hoch 2 = mittel 1 = etwas 0 = nicht NZ = nicht zutreffend	Fertigkeit **(Ftk)** 3 = große Fertigkeit 2 = mittlere Fertigkeit 1 = geringe Fertigkeit 0 = keine Fertigkeit NZ = nicht zutreffend

Item	**Zsp**	**Int**	**Ftk**	**Kommentar**
Engagiert sich aktiv				
Entscheidet, was getan werden soll und wie				
Fühlt sich **sicher** genug, um zu spielen				
Überwindet Hindernisse, um mit einer Aktivität fortzufahren				
Modifiziert Aktivität, um Herausforderung zu erhalten oder um mehr Spaß zu haben				
Neckt andere spielerisch oder ist übermütig, macht Unfug				
Macht eine Aktivität aus **reiner Lust** und weniger wegen des Endproduktes				
Tut so als ob (jemand anders sein; einen Gegenstand als etwas anderes benutzen)				
Bezieht Gegenstände oder andere Personen auf **unkonventionelle** oder **kreative Weise** ins Spiel ein				
Verhandelt mit anderen, um seine Wünsche oder Bedürfnisse zu befriedigen				
Beteiligt sich an **sozialem Spiel**				
Unterstützt das Spiel anderer				
Kommt in eine **Gruppe** hinein, die bereits bei einer Aktivität ist				
Initiiert Spiel mit anderen				
Albert herum oder macht Witze				
Teilt (Spielzeug, Ausstattung, Freunde, Ideen)				
Sendet bereitwillig verständliche Signale (verbal, durch Gesichtsausdruck, Körper)				
Reagiert auf Signale anderer				
Zeigt während des Spiels **positiven Affekt**				
Interagiert mit Gegenständen				
Wechselt mit Leichtigkeit von einem Spiel zu einem anderen über				

Schlüsselbogen

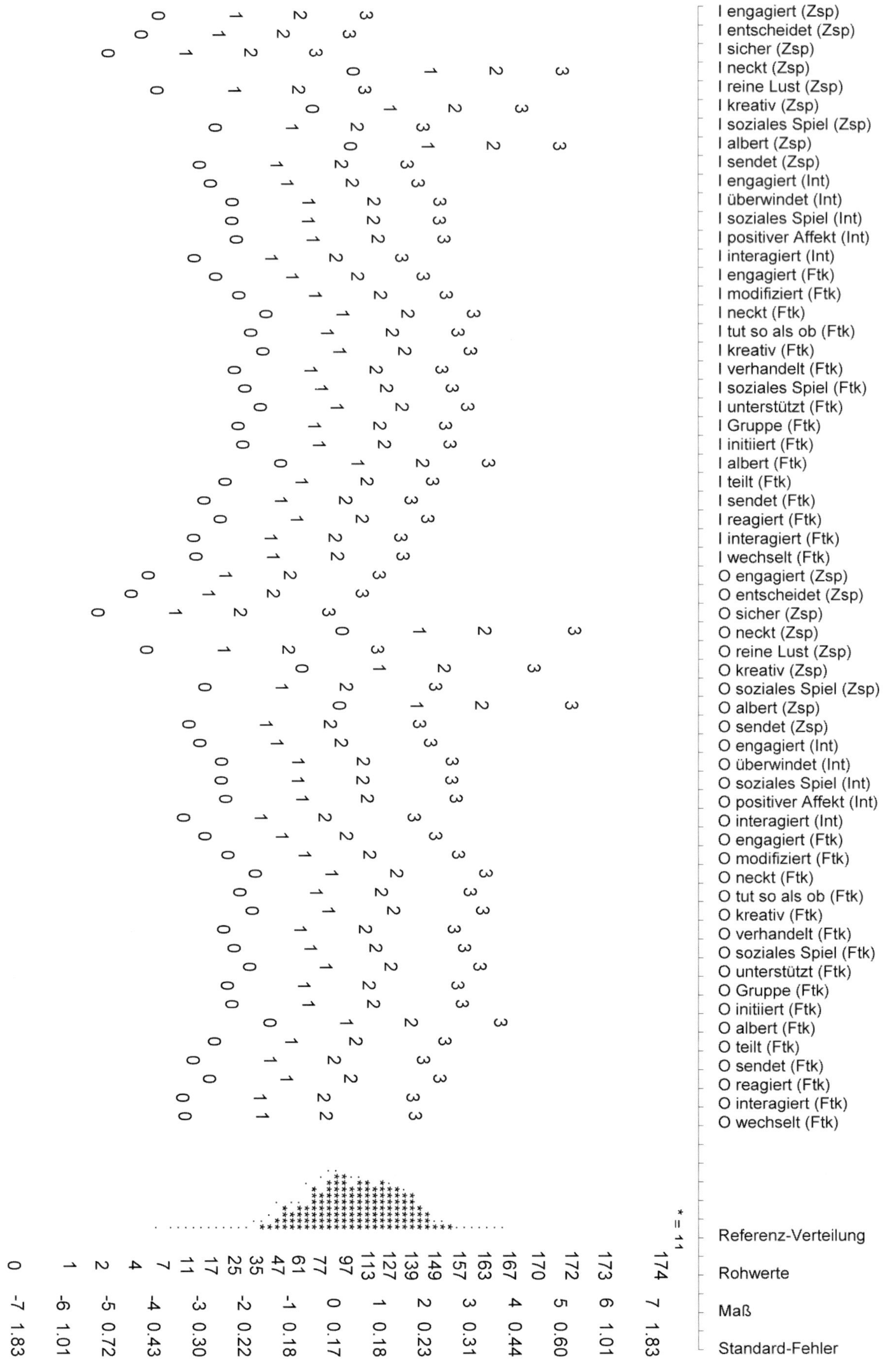

TOES-Protokollbogen

Name des Kindes:	Erkennbare Quelle(n) der Motivation:
Datum der Beobachtung:	
Geburtsdatum:	Ort der Beobachtung:
Alter bei Beobachtung:	Untersucher:

Einstufung der Items 2 = entspricht stark der Beschreibung rechts 1 = entspricht etwas der Beschreibung rechts -1 = entspricht etwas der Beschreibung links -2 = entspricht stark der Beschreibung links NZ = nicht zutreffend			Kommentar
Betreuer stört die Aktivitäten und Möglichkeiten des Kindes	-2 -1 1 2 NZ	Betreuer fördert Aktivitäten und Möglichkeiten des Kindes	
Betreuer verändert die vereinbarten Regeln	-2 -1 1 2 NZ	Betreuer hält sich an vereinbarte Regeln/ Grenzen	
Betreuer setzt unverhältnismäßig strenge oder keine Grenzen durch	-2 -1 1 2 NZ	Betreuer hält sich an sinnvolle Regeln/ Grenzen	
Reaktion gleichaltriger Spielkameraden auf Signale des Spielers stört Interaktion	-2 -1 1 2 NZ	Reaktion gleichaltriger Spielkameraden auf Signale des Spielers fördert Interaktion	
Gleichaltrige Spielkameraden senden keine klaren Signale oder sie senden solche, die die Interaktion stören	-2 -1 1 2 NZ	Gleichaltrige Spielkameraden senden klare Signale, die die Interaktion unterstützen	
Gleichaltrige Spielkameraden werden vom Spieler dominiert oder dominieren den Spieler	-2 -1 1 2 NZ	Gleichaltrige Spielkameraden nehmen gleichberechtigt wie der Spieler teil	
Reaktion älterer Spielkameraden auf Signale des Spielers stört Interaktion	-2 -1 1 2 NZ	Reaktion älterer Spielkameraden auf Signale des Spielers fördert Interaktion	
Ältere Spielkameraden senden keine klaren Signale oder solche, die die Interaktion stören	-2 -1 1 2 NZ	Ältere Spielkameraden senden klare Signale, die die Interaktion unterstützen	
Ältere Spielkameraden werden vom Spieler dominiert oder dominieren den Spieler	-2 -1 1 2 NZ	Ältere Spielkameraden nehmen gleichberechtigt wie der Spieler teil	
Reaktion jüngerer Spielkameraden auf Signale des Spielers stört Interaktion	-2 -1 1 2 NZ	Reaktion jüngerer Spielkameraden auf Signale des Spielers fördert Interaktion	
Jüngere Spielkameraden senden keine klaren Signale oder solche, die die Interaktion stören	-2 -1 1 2 NZ	Jüngere Spielkameraden senden klare Signale, die die Interaktion unterstützen	
Jüngere Spielkameraden werden vom Spieler dominiert oder dominieren den Spieler	-2 -1 1 2 NZ	Jüngere Spielkameraden nehmen gleichberechtigt wie der Spieler teil	
Natürliche/hergestellte Gegenstände unterstützen nicht die Aktivität des Spielers	-2 -1 1 2 NZ	Natürliche/hergestellte Gegenstände unterstützen die Aktivität des Spielers	
Größe und Anordnung des Raums unterstützen nicht die Art des Spiels	-2 -1 1 2 NZ	Größe und Anordnung des Raums unterstützen Aktivität des Spielers	
Sensorische Umwelt lädt nicht angemessen zum Spielen ein	-2 -1 1 2 NZ	Sensorische Umwelt lädt angemessen zum Spielen ein	
Raum/Platz ist physisch nicht sicher	-2 -1 1 2 NZ	Raum/Platz ist physisch sicher	
Raum/Platz ist nicht zugänglich	-2 -1 1 2 NZ	Raum/Platz ist gut zugänglich	
Zusätzliche Kommentare:			